T 2660.
M.g.a.
T

~~Li 2519~~

Te74 3.A

BÉGAIEMENT

ET DE TOUS LES AUTRES VICES

DE LA PAROLE,

TRAITÉS PAR DE NOUVELLES MÉTHODES,

Précédé d'un Rapport fait à l'Académie de médecine, par MM. ITARD, MARC, ESQUIROL et HERVEZ DE CHÉGOIN, et suivi d'un grand nombre d'observations authentiques;

PAR **COLOMBAT** DE L'ISÈRE,

MÉDECIN FONDATEUR ET DIRECTEUR DE L'ÉTABLISSEMENT SPÉCIAL POUR LE TRAITEMENT DES BÈGUES ET DES MUETS, COLLABORATEUR DE LA REVUE MÉDICALE, MEMBRE DE LA SOCIÉTÉ ANATOMIQUE DE PARIS, DU CERCLE CHIRURGICAL DE MONTPELLIER, DE LA SOCIÉTÉ MÉDICO-CHIRURGICALE DE LYON, CORRESPONDANT DE PLUSIEURS SOCIÉTÉS PHILANTHROPIQUES ET LITTÉRAIRES, ETC.

DEUXIÈME ÉDITION.

AVEC PLUSIEURS PLANCHES.

Il ne doit point exister de secret dans les sciences, encore moins dans la médecine, où une découverte de peu d'importance peut faire tant de bien.

SERRE D'ALAIS, *Journ. sur les Difformités*, n. 11.

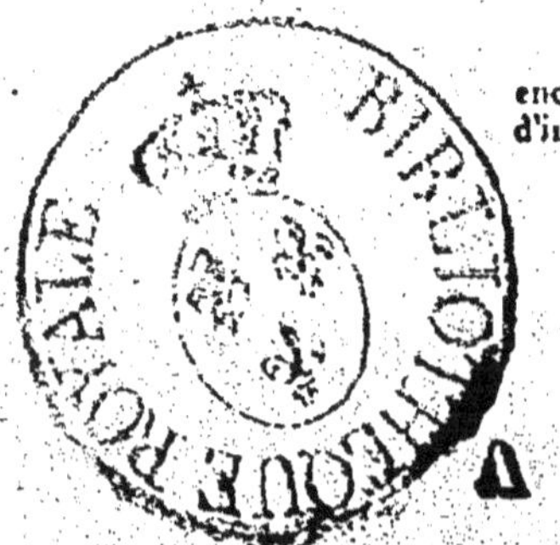

A PARIS,

CHEZ MANSUT FILS, ÉDITEUR,

RUE DE L'ÉCOLE-DE-MÉDECINE, N. 4.

LEDOYEN, libraire, Palais-Royal.

Et chez **L'AUTEUR**, à l'établissement spécial pour le traitement des Bègues, rue des Vieilles-Tuilleries, n. 46.

1831.

A M. Magendie,

Chevalier de la Légion-d'Honneur, membre de l'Institut de France, titulaire de l'Académie royale de médecine, médecin du bureau central, des sociétés phylomatique et médicale d'émulation, des sociétés de médecine de Stockolm, Copenhague, Wilna, Philadelphie, Dublin, Edimbourg, de l'Académie des sciences de Turin, etc.

A M. Lisfranc,

Chevalier de la Légion-d'Honneur, chirurgien en chef de la Pitié, titulaire de l'Académie royale de médecine, rofesseur de clinique externe et de médecine opératoire, agrégé à la Faculté de médecine de Paris, etc., etc.

Entrant à peine dans la carrière médicale, je crois que nul autre plus que moi n'est capable de sentir tout l'appui que doivent me prêter vos noms mis en tête d'un de mes premiers ouvrages.

Comme, sous tous les rapports, personne ne peut mieux le juger que vous, la permission de vous le dédier est pour moi, & serait même pour un auteur de grand mérite, une faveur précieuse, & de plus un gage de succès.

En vous priant d'agréer l'hommage de ce faible essai, je ne fais que vous donner un témoignage public du profond respect et de l'admiration passionnée que m'inspirent vos nombreux & savans travaux!

Colombat.

AVIS DE L'ÉDITEUR.

L'accueil favorable fait à cet ouvrage, et la rapidité avec laquelle s'est écoulée la première édition, m'ont engagé d'en publier une seconde, à laquelle l'auteur a ajouté un plus grand nombre d'observations authentiques et d'importans détails sur la classification des différens bégaiemens et sur l'application théorique et pratique de sa méthode curative. On trouvera également, de plus que dans la première édition, une nouvelle planche et un tableau indiquant d'abord le mécanisme naturel de chaque lettre, et ensuite le mécanisme artificiel au moyen duquel les bègues parviennent à prononcer toutes les consonnes et les voyelles dont, pour quelques-uns, il est souvent absolument impossible d'articuler les sons qu'elles représentent. D'ailleurs, l'éloge le plus flatteur que l'on puisse faire de cet ouvrage, sont les conclusions du rapport extrêmement favorable qui a été fait à l'Académie nationale de médecine, et adoptées par elle dans sa séance du 14 décembre 1830.

ACADÉMIE NATIONALE DE MÉDECINE

RAPPORT

FAIT PAR M. ITARD,

Le mardi 14 décembre 1830, *à l'Académie de médecine, sur un ouvrage de M.* COLOMBAT, *relatif à une nouvelle méthode curative du Bégaiement.*

L'Académie nationale de médecine, ayant nommé une commission composée de MM. *Itard*, *Marc*, *Esquirol*, et *Hervez de Chégoin*, pour examiner mon travail sur le bégaiement, et pour en vérifier les résultats; un rapport, aussi savant que lumineux, a été fait par M. *Itard;* mais comme l'Académie a voté l'insertion de ce travail remarquable dans ses prochaines publications, je n'ai pu en avoir pour le moment la copie, et me contente d'en faire connaître les conclusions, telles qu'a bien voulu me les donner M. le professeur *Adelon*, secrétaire annuel.

CONCLUSIONS DU RAPPORT.

M. *Itard* termine ainsi son rapport : « *La combinaison des moyens curatifs de* « *M. Colombat est tellement avantageuse,* « *qu'elle amène les résultats les plus prompts* « *et les plus nets qu'on ait obtenus jusqu'à* « *présent.* » Le savant rapporteur déclare en outre, au nom de la commission, « *que la* « *méthode curative du bégaiement, et l'ou-* « *vrage dont M. Colombat est l'auteur, mé-* « *ritent l'approbation de l'Académie, ainsi* « *que ses remercîmens pour les communica-* « *tions franches et sans réserve qu'il lui en a* « *faites ; que sous ces deux rapports il a ac-* « *quis un double titre aux suffrages de la* « *compagnie, à qui la commission propose* « *d'inscrire M. Colombat parmi les candidats* « *aux premières places vacantes de membres* « *adjoints de l'Académie.*

Ces conclusions ont été adoptées à l'unanimité.

LETTRE

JUSTIFICATIVE

DE

J.-M. Colombat, de l'Isère,

Fondateur et Directeur de l'Établissement pour le traitement médico-chirurgical du BÉGAIEMENT,

et de tous les autres vices de la parole et de la voix,

Rue des Vieilles-Tuileries, n° 46,

EN RÉPONSE

A UN

ARTICLE ANONYME

INSÉRÉ

DANS LA GAZETTE MÉDICALE DE PARIS,

Dans le Numéro du 3 juillet 1830.

Paris, 9 juillet 1830.

A Monsieur le rédacteur en chef de la *Gazette Médicale*.

MONSIEUR,

Je me plais à croire que, pour ma justification, vous voudrez bien, sans rien y changer, faire insérer, dans votre plus prochain numéro, ma réponse à un article anonyme signé Z. qui se fait remarquer par plusieurs accusations de plagiat dirigées contre moi, et qui paraît surtout ne pas être dicté avec toute l'impartialité et la bonne foi qu'on est en droit d'attendre d'un journal de médecine. Permettez-moi donc, afin de procéder avec methode, de répondre à toutes les inculpations qui me sont adressées, en suivant le même ordre que votre feuille du 3 juillet, que j'ai lue seulement ce matin.

D'abord, au lieu d'analyser franchement tout mon ouvrage et de parler des différens moyens que j'emploie pour traiter tous les vices du langage autres que le bégaiement, l'auteur de l'article croit devoir prévenir ses lecteurs *que j'invente tous les jours des instrumens de chirurgie, mais que si l'on me pressait un peu j'aurais la bonne foi de convenir qu'aucune de mes inventions n'est de moi, voire même ma méthode de taille quadrilatérale* et mon *lithotome à quatre branches*. Pour répondre à une aussi étrange accusation, je n'ai qu'à dire à son auteur que, s'il avait lu le Mémoire sur la taille que j'ai publié dans le numéro de mars de la *Revue Médicale* de cette année, et ma lettre insérée dans le même journal le mois suivant, il aurait pu se convaincre que je suis loin de m'attribuer la première idée de la cystotomie quadrilatérale, mais que j'ai seulement voulu proposer un lithotome et d'autres instrumens que j'ai imaginés pour rendre cette opération plus prompte et plus facile. Je pourrais encore ajouter que je défie l'auteur de l'article de citer un des instrumens dont je suis l'inventeur, qui, sous le triple rapport du mécanisme, de la forme et de l'indication que j'ai voulu remplir en l'imaginant, ressemble à ceux que les arsenaux de chirurgie possédaient avant moi. D'ailleurs, s'il en était autrement, il est plus que probable que j'aurais été attaqué dans les journaux par quelques-uns des médecins qui les ont vu, et qu'au lieu de m'accueillir avec bienveillance et de nommer des commissions qui ont fait des rapports favorables, la Faculté et l'Académie de médecine et toutes les sociétés savantes, à qui je les ai présentés, m'auraient fait les reproches qui ne m'ont jamais été adressés que par la *Gazette Médicale*.

Quant aux plaisanteries d'assez mauvais goût que M. Z*** fait sur les idées nouvelles que j'ai émises sur le mécanisme de la voix, je m'abstiens d'y répondre, d'une part, parce qu'il est libre de critiquer mes opinions, et de l'autre, parce que je n'attacherais aucun prix à les lui voir partager ; cependant je dirai qu'au lieu de citer un seul paragraphe du chapitre de mon ouvrage qui traite de la formation de la voix, il aurait mieux fait d'analyser et de réfuter en peu de mots les raisons qui m'ont fait trouver dans l'appareil vocal une grande analogie avec le mécanisme du trombone, ce qui, à mon avis, n'est pas plus *merveilleux* que de comparer le larynx à un violon, à une flûte, et surtout à un hautbois, comme plusieurs auteurs anciens et modernes l'ont fait.

L'auteur du même article dit plus loin que l'idée de faire parler les bègues rhythmiquement ne m'appartient pas et que la *Gazette littéraire* du mois de mars de cette année donne un extrait de l'ouvrage d'un médecin anglais, M. Arnott, qui *prouve que la méthode de ce dernier a une identité absolue avec la mienne, et que si j'ai cité cet auteur, c'est en le défigurant, pour avoir l'air de ne pas le comprendre.* Pour prouver de la manière la plus évidente la mauvaise foi qui règne dans cette inculpation, le peu d'identité de ma méthode avec celle de M. Arnott et enfin la priorité que j'ai sur ce dernier, lors même que ses idées seraient en tout semblables à celles que j'ai émises dans mon ouvrage, permettez-moi de rapporter littéralement, comme je l'ai déjà fait, ce que dit M. Arnott. « *Il suffira d'imiter ce qu'on fait lorsqu'on bourdonne un son continu : lorsqu'on reste, par exemple, en chantant, sur la syllabe fêêêête du mot fête.* » Il est facile de voir que cette gymnastique vocale qui ne ressemble nullement à la mienne, ne peut être mise en pratique, parce qu'en faisa ' prolonger le son de chaque syllabe on donnerait aux bègues une nouvelle manière de parler plus désagréable que le vice qu'on a voulu combattre. Prolonger long-temps chaque syllabe n'est pas parler en mesure comme je le conseille, et pour qu'on puisse apprécier la différence qui existe entre ce prolongement continu des sons et les mouvemens brusques et saccadés du rhythme, je vais transcrire la phrase suivante d'après la méthode de M. Arnott : *J'irai à cette fête. J'i-iiii-rai-ai ai ai ai à-à à à à cet-et et et et-te e e e e fê-ê ê-e ê-te-ee e e ;* tandis que, pour parler en mesure, comme mes Exercices, gravés à la fin de mon ouvrage, l'indiquent, il faut prononcer brièvement chaque syllabe, que l'on doit articuler isolément, comme il suit : *J'vais | à | cet' | fêt'*, en ayant soin de battre la mesure sur chaque son, ce que, du moins dans la *Gazette littéraire*, M. Arnott ne dit pas. Actuellement que j'ai établi que la méthode de ce dernier ne ressemble nullement à la mienne, je vais encore prouver que j'ai pour moi la priorité.

D'abord, l'ouvrage de M. Arnott, dont la traduction en français n'est pas encore terminée, n'a été imprimé en Angleterre que depuis peu de temps, tandis que ma méthode de traiter le bégaiement remonte au contraire à trois ans. Je peux ne laisser aucun doute à cet égard, lorsque l'on saura que j'en ai fait l'application, il y a plus de deux ans, sur plusieurs personnes; entr'autres, MM. Lefèvre, étudiant en droit, Dupré et Cart, étudians en médecine. D'ailleurs, en 1827, j'ai fait part de mon travail sur le bégaiement à M. le docteur Sernin, député de l'Aude, qui a le triste privilége d'être bègue, et j'en ai parlé peu de temps après à MM. Devergie et Velpeau, Agrégés de la Faculté de Médecine de Paris, et à plusieurs autres médecins qu'il est inutile de citer.

J'ajouterai encore que mon Mémoire manuscrit a été adressé, avec plusieurs observations, il y a près de deux ans, à la Société médicale d'émulation de Paris, et qu'il est depuis long-temps déposé dans les archives de cette Société savante. Quant à l'inspiration profonde proposée l'année dernière par M. de Cormack dans les Annales de Milan et dans l'Observateur de Naples, je puis assurer que je n'en avais pas connaissance et que ce moyen était si peu connu en France, quoique la *Gazette de santé* l'ait indiqué dans le mois de janvier 1829, que des médecins très-distingués, MM. Magendie, Serre d'Alais et Hervez de Chégoin, qui sont plus que moi au niveau des découvertes médicales, n'en ont pas parlé dans les mémoires qu'ils viennent de publier sur le bégaiement. D'ailleurs l'inspiration pure et simple qu'indique M. Cormack n'a que peu d'influence sur le bégaiement si elle n'est pas accompagnée d'une gymnastique particulière qui varie selon le genre d'infirmité que l'on veut combattre. La manière de respirer qu'indique ce médecin diffère encore de celle que je conseille, en ce sens qu'il dit qu'on doit répéter toutes les lettres une à une pendant l'expiration. J'ai encore plusieurs autres moyens qui seront indiqués, avec la manière d'articuler chaque lettre, dans la seconde édition de mon ouvrage qui est sous presse, où seront également consignées plus de cinquante observations authentiques.

Enfin, pour prouver que l'application et les résultats de ma méthode diffèrent de beaucoup de tout ce qu'on a proposé jusqu'à présent, j'invite mon accusateur à venir, quand il le voudra, voir exercer les bègues que je traite actuellement dans l'Etablissement spécial que je viens de fonder rue des Vieilles-Tuileries, n. 46. Il pourra se convaincre que, lors même que je n'aurais pu aussi bien prouver que ma gymnastique m'appartenait, il me resterait encore la gloire d'en savoir faire une plus heureuse application que ceux dont il veut méchamment me dire le plagiaire.

Je pense avoir suffisamment démontré le peu de fondement des accusations dirigées contre moi par un anonyme, qui, pour le seul plaisir de me critiquer, ou plutôt de me calomnier, a, contre l'ordinaire, acheté mon livre et n'a pu attendre, pour exhaler sa bile, que j'aie adressé à votre journal les deux exemplaires d'habitude.

Agréez, etc.

COLOMBAT, DE L'ISÈRE.

Imp. de Mme Ve Thuau.

INTRODUCTION.

> Tous les organes de la vie de relation peuvent se perfectionner par l'exercice, et sont susceptibles d'une véritable éducation.
>
> BICHAT.

Les animaux peuvent, ainsi que nous, effectuer, par la locomotion, les actes extérieurs nécessaires à leur bien-être et à leur conservation individuelle; mais l'homme seul a le noble privilége de pouvoir, par la parole, communiquer à des distances avec ses semblables, et établir avec eux des relations de l'ordre le plus élevé.

La faculté de parler est donc le plus sublime attribut de notre organisation, puisque c'est elle qui nous distingue le plus de tous les êtres vivans, en nous isolant du monde physique pour nous transporter dans un monde intellectuel et moral.

Si nous n'avions pas le précieux avantage de penser et d'abstraire, nous serions condamnés à un mutisme absolu; car il est évident que sans idées nous ne parlerions pas, puisque la parole n'est que l'expression sonore de nos pensées et le tableau fidèle de nos sensations. Les crétins et les autres idiots ne sont ordinairement muets que parce qu'ils sont plus ou moins complètement privés d'idées; ce qui, comme je viens de le dire, entraîne nécessairement le silence. On remarque cependant certains oiseaux stupides imitateurs qui articulent quelques mots et qui imitent souvent très-bien la parole; mais ils ne parlent que comme des échos, et ne rendent les sons qu'à la manière des automates ou d'autres instrumens mécaniques ; étant privés de la faculté d'associer des idées, il leur est impossible d'en attacher aucune aux mots et aux phrases qu'ils répètent. Je suis loin cependant de partager l'opinion de *Descartes*, et de regarder les animaux comme de pures machines ; je leur accorde au contraire un grand nombre de facultés dont ils nous donnent tous les jours des preuves, et me plais à dire avec notre inimitable *La Fontaine* :

« Les bêtes ne sont pas si bêtes que l'on pense. »

Plus nous vivons parmi les hommes, plus nous sommes répandus dans la société, plus aussi se fait sentir en nous le besoin de communiquer, par la parole, nos affections et nos pensées.

Condillac et *Rousseau* ont prouvé que, pour fonder nos idées, nous avons eu besoin de la faculté de parler; ce don, le plus précieux que nous ait fait le Créateur, est le plus fidèle interprète de nos sensations, et le pinceau qui trace le mieux l'image de toutes les opérations de notre esprit.

Si la privation plus ou moins absolue de la parole, si même une imperfection de cette faculté peut selon son degré nuire à l'entier développement de notre intelligence et nous priver jusqu'à un certain point du charme que nous trouvons dans la vie sociale, celui qui ne jouit pas dans toute son intégrité du précieux avantage de s'énoncer facilement, celui-là dis-je, doit faire les plus grands efforts pour l'acquérir, et ne jamais perdre de vue ces paroles du poète *Lemercier dans sa tragédie de Jane Shore.*

Eh bien! si la nature, en marâtre cruelle,
Voulut nous dégrader, sachons lutter contr'elle.

De toutes les infirmités qui affligent l'espèce humaine, le bégaiement est peut-être celle que l'on devrait ranger en première ligne, comme méritant le plus de fixer l'attention des médecins; cette affection, quoique se rencontrant chez un grand nombre d'individus, a été peu étudiée, parce qu'étant compatible avec la santé, on l'a presque toujours mal à propos regardée comme se trouvant hors du domaine de la médecine.

Les causes, les variétés, les moyens prophylactiques et thérapeutiques de tous les vices de la parole, sont à peine plus connus à présent qu'autrefois, quoique depuis un demi-siècle une meilleure observation, jointe à l'étude plus approfondie de la physiologie et des sciences naturelles, ait fait faire des progrès très-rapides à toutes les branches de l'art, et l'ait porté au degré élevé où il se trouve aujourd'hui.

Les auteurs anciens et modernes qui ont enrichi la science d'un grand nombre de traités généraux de médecine ont gardé un silence presque complet sur un sujet aussi intéressant et aussi digne de leurs recherches. *Sauvage* dans sa Nosologie méthodique, *Menjot*, *Fick*, *Bergen* et quelques autres médecins qui ont écrit sur le bégaiement, avaient des idées si fausses sur la nature et les causes de ce vice du langage, confondu par eux avec le balbutiement et le bredouillement, qu'ils n'ont pas donné de préceptes utiles pour le prévenir et de moyens rationnels pour le combattre. Ce n'est que depuis quelques années que MM. *Itard*[1], *Voisin*[2], *Dupuytren*[3], *Rul-*

[1] Journ. univ. des Sciences méd. t. VII.
[2] Mém. sur le Bégaiement.
[3] Leçons orales.

lier[1], *Astrié*[2], *Delau*[3], *Magendie*[4], et surtout depuis peu le docteur *Serre*[5] d'Alais, se sont plus ou moins écartés des idées des anciens, et ont indiqué divers moyens curatifs qui, dans quelques cas, peuvent avoir eu des succès. Quoique tous ces médecins soient des hommes de grand mérite, je ne partage pas les opinions de la plupart d'entre eux sur les causes et surtout sur le traitement des vices du langage; et si je prends la plume aujourd'hui, c'est pour faire connaître mes idées à cet égard, et surtout pour indiquer la méthode de traitement qui a constamment réussi lorsqu'elle a été mise en pratique sous ma direction, et surtout lorsqu'elle a été employée assez long-temps sous ma surveillance.

[1] Dict. de méd., t. III, page 341.
[2] Dissert. inaug. Montpellier, 1824.
[3] Mém. lu à l'Institut, 1829.
[4] Physiol. et Dict. de méd. prat., art. Bégaiement.
[5] Journ. des Difformités, 1829, n. IIe.

Peut-être serai-je accusé de témérité d'avoir osé traiter un sujet si difficile après les auteurs que je viens de citer ! Peut-être aussi mes lecteurs seront-ils indulgens !... J'ose l'espérer lorsque je me dis : si j'ai abordé une rive aussi fertile en écueils, je n'ai pas été guidé par la fureur d'écrire, mais bien par le désir d'être utile. Puissent mes intentions être bien jugées, et mes faibles travaux renverser le charlatanisme honteux de certaines personnes étrangères à l'art, qui, sous le sceau solennel du serment, exploitent leur *secret* avec tant de rapacité qu'il ne se trouve à la portée que d'un petit nombre d'individus !

Avant d'exposer les moyens curatifs que j'emploie pour combattre le bégaiement, je donnerai quelques détails rapides sur le larynx, sur la voix, sur le mécanisme du langage ; je passerai ensuite en revue tous les vices de l'articulation; j'indiquerai ceux qu'on a confondus avec le bégaiement, tels que le balbutiement et le bredouillement; je parlerai des causes et du traitement de toutes ces affections, ainsi que les modifications diverses qu'y apportent le climat, la température, l'âge, le sexe, l'imitation, l'éducation, etc.; je dirai également quelques mots sur l'influence qu'ont sur la voix et la parole les passions et les nombreuses affections de l'ame; enfin, après avoir donné plusieurs observations authentiques attestant les résultats heureux que j'ai obtenus par l'emploi de ma méthode, je terminerai par des exercices et par des tableaux qui en faciliteront l'intelligence.

Segniùs irritant animos demissa per aures,
Quam quæ sunt oculis subjecta fidelibus.

Je le répète, un sujet de cette nature réclamait, pour être traité convenablement, une autre plume que la mienne; mais, en entreprenant une semblable tâche, j'ai moins consulté mes forces que la conviction où j'étais, que plus les bornes de la médecine sont reculées, plus une découverte est précieuse; celle qui d'abord paraît n'avoir aucune importance et n'offrir aucun intérêt mène quelquefois plus tard à un résultat d'autant plus heureux qu'il est utile à un plus grand nombre de personnes.

DU BÉGAIEMENT

ET

DE TOUS LES AUTRES VICES DE LA PAROLE.

CHAPITRE PREMIER.

DESCRIPTION DE L'INSTRUMENT VOCAL.

> O voix! fille de l'air, dis-moi quelle est ta route;
> Dis comment, du larynx vers la glotte élancé,
> A l'aide du palais ma langue a prononcé
> Le son qui, sur ma lèvre impatient d'éclore,
> Diverge ses rayons, forme un cône sonore!!!
>
> LEBRUN. *Poème de la Nature.*

Les organes qui, par leur réunion et leur ensemble, constituent l'appareil vocal, sont les suivans : 1° les poumons, qui sont les réservoirs de l'air; 2° les muscles de la respiration et la poitrine, qui agissent comme un soufflet; 3° la trachée artère et les bronches, qui constituent un porte-vent bifurqué inférieurement; 4° le larynx proprement dit, qui joue le rôle d'une embouchure élastique et mobile; 5° la glotte, dont les cordes vocales représentent assez bien les lèvres d'un joueur de trombone, auquel je compare l'instrument vocal; 6° enfin le pharynx, le voile du palais, la luette, l'épiglotte, la voûte palatine, les fosses nasales, les sinus maxillaires, les lèvres, les joues, etc., etc., fourniront le tuyau, les clefs, les circonvolutions et le pavillon de l'instrument vocal.

Avant de parler sur la formation de la voix, je devrais peut-être donner une description détaillée de tous les organes qui constituent l'appareil de la phonation; mais, n'ayant rien à dire de nouveau à cet égard, et cet ouvrage étant d'ailleurs, par sa nature, autant destiné aux gens du monde qu'aux médecins, à qui je suppose une connaissance suffisante de l'anatomie des organes vocaux, j'ai cru, pour ne pas passer les bornes dans lesquelles je devais me restreindre, qu'il était suffisant de dire quelques mots sur la forme et la structure du larynx et de la glotte.

Le larynx, principal organe de la voix,

est une espèce de boîte cartilagineuse, qui, considérée dans son ensemble, a la forme générale d'un conoïde creux et renversé, dont la base, tournée en haut vers la langue, forme un triangle évasé qui s'ouvre dans le pharynx ou *arrière-bouche*, et dont le sommet, uni inférieurement à la trachée artère, continue avec ce canal par une ouverture arrondie.

Les parois du larynx sont essentiellement formées par la réunion de plusieurs cartilages désignés sous les noms de thyroïde, arythénoïdes, cricoïde, et épiglotte, qui est un fibro-cartilage.

Le cartilage thyroïde ou scutiforme, du grec θύρεος bouclier, et εἶδος semblable, qui est le plus grand de tous les cartilages du larynx, forme la paroi antérieure de cet organe et la saillie plus ou moins considérable, appelée *pomme d'Adam*.

Les deux cartilages arythénoïdes, du grec ἀρύταινα entonnoir, et εἶδος forme, unis par leurs bords antérieurs aux bords postérieurs du précédent, sont situés à la partie postérieure et supérieure de l'organe.

Le cartilage cricoïde, du grec κρίκος anneau, et εἶδος forme, circulaire comme son nom l'indique, est situé à la partie inférieure du larynx, et se trouve uni par ses bords supérieurs, au moyen d'une membrane, aux bords inférieurs des trois cartilages dont nous venons de parler; inférieurement il correspond au premier cerceau de la trachée, dont il est une continuation.

Il reste encore quatre cartilages, qui sont les deux corniculés, nommés aussi tubercules de *Santorini*, et les cunéiformes, ou cartilages de *Meckel*; mais comme ces cartilages ont été moins étudié, et que leur usage est peu connu, je me contente de les indiquer.

Enfin l'épiglotte, sentinelle vigilante, placée à la partie supérieure du larynx, et se trouvant fixée au bord supérieur du cartilage thyroïde derrière la base de la langue, est un fibro-cartilage qu'on a comparé à une feuille de pourpier, et qui a pour usage de s'opposer au passage des substances alimentaires dans les voies aériennes, et probablement de modifier les sons à leur sortie de la glotte.

D'après ce que je viens de dire, on voit que les cartilages arythénoïdes sont, par leur situation à la partie postérieure et supérieure du larynx, opposés au thyroïde, qui forme la partie antérieure et supérieure de cet organe. Les connexions que ces trois cartilages entretiennent entre eux sont de la plus haute importance pour la formation du son vocal. En effet, deux ligamens formés de fibres élastiques et parallèles, renfermés dans un repli de la membrane muqueuse, allongés et larges d'environ deux lignes, prennent en arrière leur insertion à une saillie antérieure que l'on remarque à la base des arythénoïdes, et viennent se fixer en avant au milieu de l'angle rentrant qui existe au cartilage thyroïde. Ces ligamens, que j'appelle *lèvres du larynx*, ont reçu de *Ferrain* le nom de *cordes vocales*, et sont appelés aujourd'hui, par les anatomistes modernes, ligamens inférieurs de la glotte, ou thyro-arythenoïdiens. L'intervalle qui les sépare forme la glotte, fente oblongue qui a environ neuf à onze lignes dans le sens longitudinal, et une largeur variable et plus considérable en arrière qu'en avant, où les deux cordes se rapprochent au point de se toucher à l'endroit de leur insertion au cartilage thyroïde.

Ces ligamens, recouverts par des fibres charnues formant les muscles thyro-arythénoïdiens auxquels ils adhèrent, et qu'ils séparent des muscles crico-arythénoïdiens latéraux, sont enveloppés par la membrane muqueuse laryngée dans le reste de leur étendue. Leur face supérieure, inclinée en dehors, constitue la paroi inférieure d'un enfoncement nommé *ventricule du larynx*, dont la paroi supérieure est formée par les ligamens supérieurs de l'instrument vocal, lesquels sont situés plus en dehors entre le milieu de la face antérieure du cartilage arythénoïde. Ces ligamens, qui ne sont autre chose qu'une plicature de la membrane muqueuse du larynx, ne sont pas fibreux, sont moins élastiques que les inférieurs, et représentent supérieurement une seconde glotte qui est séparée de la vraie glotte par les cavités ventriculaires dont je viens de parler.

On voit d'après cette courte description que le larynx, agrandi latéralement par ce qu'on appelle ses ventricules bornés en haut et en bas par les deux glottes formées elles-mêmes par les ligamens supérieurs et les ligamens inférieurs constituant *les cordes vocales;* on voit, dis-je, que le larynx peut être comparé, comme l'a déjà fait judicieusement remarquer le savant M. *Savart*, à certains appeaux dont se servent les chasseurs pour imiter la voix de quelques oiseaux. Ces appeaux sont de petits tuyaux cylindriques de quatre lignes de hauteur, et fermés à chacune de leurs bases par une lame mince, plane et percée d'un trou à son centre. On peut, avec ces petits instrumens, produire des tons divers en modifiant seulement la vitesse avec laquelle l'air y est chassé.

La jonction du larynx avec les parties voisines lui procurent des mouvemens nombreux qui concourent à la formation de la voix ; il peut se mouvoir jusqu'à huit à dix lignes au dessus et au dessous de sa position ordinaire ; la glotte se resserre en s'élevant, et forme, par le rapproche ment de ses lèvres, un son aigu qui est encore augmenté par le raccourcissement du pharynx, qui, avec la cavité buccale, représente le tuyau et le pavillon de l'instrument vocal. Le contraire a lieu lorsque le larynx s'abaisse; l'allongement du pharynx agit comme le tuyau du trombone, qu'on agrandit pour les sons graves, et l'écartement plus considérable des cordes vocales agit comme les lèvres du musicien qui, pour baisser les sons sur l'instrument que nous venons de citer, lâche les lèvres et allonge le tube en même temps; un mécanisme absolument semblable a lieu dans la formation de la voix.

Enfin, pour terminer tous ces détails arides d'anatomie, je dirai que plusieurs muscles viennent prendre leur insertion au larynx ; les uns sont extrinsèques et destinés à le mouvoir en totalité comme à l'abaisser ou à l'élever, à le porter en avant ou en arrière ; les autres, au contraire, sont intrinsèques et ont pour usage de changer les rapports respectifs de ses parties, comme d'agrandir et de rétrécir la glotte, de tendre ou de relâcher les cordes vocales. J'ajouterai de plus que la section des nerfs propres du larynx, qui sont au nombre de deux de chaque côté, les supérieurs appelés *laryngés*, et les inférieurs désignés sous le nom de *recurrens*; j'ajouterai, dis-je, que la section de ces nerfs entraîne l'aphonie *ou perte de la voix*. Je dirai enfin que la grandeur de l'instrument vocal varie selon les âges, et que, toutes proportions gardées, elle est plus considérable chez l'homme que chez la femme.

CHAPITRE II.

DE LA VOIX ET DE SA FORMATION.

A me servir aussi cette voix empressée
Loin de moi, quand je veux, va porter ma pensée;
Messagère de l'âme, interprète du cœur,
De la société je lui dois la douceur!!!

RACINE fils.

La voix, φωνη des Grecs, est un son animal, inarticulé, dont l'air est la cause matérielle et la glotte la cause efficiente. Cette faculté des animaux de pouvoir se faire entendre à des distances est un des plus beaux attributs de la nature vivante, puisque sans lui ils seraient, pendant la vie, condamnés au silence de la mort.

Chaque animal à une voix qui lui est propre, et qui est comme un caractère distinctif de l'espèce à laquelle il appartient.

Ces grandes différences de la voix dépendent d'une organisation particulière des parties qui servent à la former. *Vic-d'Azir*, dans un excellent mémoire sur la voix, inséré parmi ceux de l'Académie des sciences pour l'année 1779, remarque que la structure du larynx est extrêmement simple dans les animaux qui ont une voix sonore et agréable, comme le serin et le rossignol; tandis que cet organe est très-compliqué dans son organisation chez les animaux dont la voix est forte et désagréable, tels que les cochons, les singes, etc. Il semble que la nature, dit M. *Hérissant*, s'est mise en plus grands frais pour faire hennir un cheval, braire un âne ou un mulet, et pour faire grogner un cochon, que pour rendre la voix de l'homme capable de nous faire entendre les sons les plus mélodieux et les plus agréables.

Un grand nombre de théories ont été tour à tour proposées pour expliquer la formation de la voix; je crois devoir les rappeler succinctement avant de donner mon opinion à cet égard, et prévenir mes lecteurs qu'ayant peu de chose à ajouter à ce qu'on a déjà dit, je suis loin de penser qu'il puisse me rester quelque gloire à traiter ce sujet.

Parmi les théories diverses qui ont été données sur le mécanisme du son vocal, les principales sont les suivantes :

Galien (*de Usû partium*) comparait le larynx à une flûte, et regardait la trachée artère comme le corps de l'instrument.

Dans le seizième siècle, le célèbre *Jérôme Fabricio*, si improprement désignéen France

sous le nom de *Fabrice d'Aqua-pendente*, et son disciple *Cassérius* de Plaisance, admirent toutes les opinions de Galien, mais ils soutinrent que la trachée n'était qu'un porte-vent.

En 1700, *Dodart*[1] compara le larynx à un cor et à une trompette.

En 1742, *Ferrein*[2] voulut que cet organe fût un instrument à cordes, et le compara à un violon. Cette opinion fit beaucoup de

[1] Mém. de l'Acad. des sciences.

[2] *Idem.*

bruit et reçut, à cette époque, un assentiment presque général, qu'elle était certainement bien loin de mériter. Ce savant comparait les ligamens de la glotte aux cordes d'un violon, et leur donna le nom de *cordes vocales*. Le courant d'air était l'archet, les cartilages thyroïdes les points d'appui, les arythénoïdes les chevilles, et enfin les muscles qui s'y insèrent les puissances destinées à tendre ou à relâcher les cordes. Une pareille théorie est bien loin de pouvoir être admise, parce que les cordes, pour vibrer et produire des sons, doivent réunir certaines conditions, telles que la sécheresse, la fixité sur un corps sonore, la liberté, l'élasticité, la tension suffisante, une certaine longueur, et enfin une certaine consistance. Aucune de ces conditions ne se trouvant dans les *cordes vocales*, les physiologistes modernes ont donc eu raison de rejetter la théorie de Ferrein, et de cesser de regarder le larynx comme un instrument à cordes.

L'immortel *Bichat*, ce grand génie enlevé

si jeune à la science, après avoir fait une série d'expériences ingénieuses, ne voulut en tirer aucune conclusion positive, et se contenta de dire que la gradation harmonique des sons vocaux serait encore long-temps un objet de recherches.

M. le professeur *Richerand*, dans sa physiologie, considère le larynx comme un instrument qui est tout à la fois à cordes et à vent.

Le buffon moderne, l'éloquent et profond naturaliste, M. *Cuvier*, range l'organe vocal dans la classe des flûtes, et regarde la glotte comme étant le bec de l'instrument, la bouche le corps, et les narines les trous latéraux.

En 1806, M. *Dutrochet* soutint, dans sa dissertation inaugurale, que la production de la voix était un phénomène actif dépendant de la vibration des fibres qui forment les muscles thyro-arythénoïdiens.

M. *Magendie*, l'un de nos plus ardens et plus illustres physiologistes, qui a donné au larynx le nom *d'anche humaine*, pense que cet organe doit être comparé à nos instrumens à anche, tels que le hautbois, le basson, etc., etc.

Parmi les anciens, *Aristote*[1], *Ethmuler*, *Fernel*, *Vésale*, *Wésel*[2], *Gunz*[3], *Perrault*[4], *Conrad-Amman*[5], *Vic-d'Azir*[6], *Roger*[7], et parmi les modernes, MM. *Geoffroi-Saint-Hilaire*[8], *Serres*, *Biot*, *Papillon*, *Despiney-de-Bourg*, le savant physicien M. *Savart*, qui a combattu dernièrement la théorie, qui compare le mécanisme de la voix à celui des anches, et enfin un grand nombre d'autres physiologistes, ont émis sur la formation de la voix des opinions si nombreuses, et souvent si opposées, que, si je devais les rappeler ici, un gros volume me suffirait à peine.

D'après ce que j'ai dit plus haut sur la théorie de *Ferrein*, on doit rejeter entiè-

[1] Hist. des Anim.
[2] Med. phil. exp. II.
[3] Mém. des Sav. étrang. I.
[4] Traité du Bruit, chap. XII.
[5] Surdus loquens. Amst. 1692.
[6] Mém. de l'Acad. des sciences. 1779.
[7] Essai sur la Musique.
[8] Philosoph. anat.

rement cette opinion, que le larynx est un instrument à cordes, et considérer, avec tous les physiologistes modernes, cet organe comme un instrument à vent. Toutefois, en le regardant comme tel, il importe de décider s'il doit être rangé parmi les instrumens à bec ou à embouchure du genre des flûtes, des trompettes, des cors, etc., c'est-à-dire ceux où la colonne d'air est le corps vibratile, ou si c'est un instrument à anche, c'est-à-dire de la nature de ceux ou le son est produit et modifié par des lames élastiques, comme dans le hautbois, le basson, la clarinette, etc.

Cette dernière opinion, qui est la plus généralement adoptée, et qui est celle de M. *Biot* et de M. *Magendie*, qui compare le larynx à une anche à double lame, dont les tons sont d'autant plus aigus que les lames sont plus raccourcies, et d'autant plus graves que les lames sont plus longues, cette dernière opinion, dis-je, n'est pas celle que je partage, quoique d'abord j'aie trouvé une certaine analogie entre l'organe de la voix et une anche d'instrument. Les raisons qui m'ont fait abandonner cette théorie ingénieuse sont les suivantes : dans les instrumens ordinaires, pour faire monter ou baisser les tons, on raccourcit ou on alonge les anches dans le sens longitudinal, tandis que, pour produire le même effet dans le larynx, les cordes vocales se tendent ou se relâchent dans le sens de leur largeur. Dans les instrumens de musique, il n'arrive jamais, comme dans les ligamens de la glotte, que les lames mobiles des anches varient à chaque instant d'épaisseur et d'élasticité ; d'ailleurs ces lames sont composées de fibres rectilignes fixées par un seul côté et libres dans les trois autres, tandis que les lames ou *cordes vocales* du larynx sont fixées par trois côtés et libres par un seul, et forment par leur réunion une espèce de sphincter curviligne dont les fibres ne présentent jamais une ligne droite, si ce n'est lorsque les lèvres de la glotte s'appliquent avec force l'une contre l'autre ; elles ferment alors si hermétiquement la trachée, qu'aucune particule d'air ne peut s'échapper des poumons malgré tous les efforts des muscles expirateurs. Enfin il m'a été impossible d'admettre que des parties charnues, molles, humectées, recouvertes d'une membrane muqueuse toujours lubrifiée par des mucosités, adhérentes dans trois sens, et ne remplissant aucune des conditions que doit avoir une anche, puissent rendre par le même mécanisme que cette dernière, des sons aussi forts, aussi variés, aussi harmonieux et aussi beaux que ceux de la voix humaine.

De toutes ces objections que le plus zélé de nos expérimentateurs M. *Magendie* s'était faites à lui-même, et que je fais après lui, je conclus que l'instrument vocal doit être comparé à un instrument à embouchure, appelé trombone, et je vais tâcher de prouver qu'il existe entre cet instrument et l'appareil vocal une analogie qui peut faire regarder cette opinion comme n'étant pas dépourvue de fondement.

Pour procéder avec méthode, je vais rappeler succinctement quelques principes généralement adoptés sur les instrumens à vent, qui consistent dans un tuyau droit ou courbe dans lequel les oscillations de l'air mis en mouvement par le souffle du musicien, donnent lieu à la production du son. La colonne d'air contenue dans ces instrumens, modifiée par les lèvres, et chassée fortement dans leur intérieur par les muscles buccinateurs, vibre et communique ces vibrations à toute la masse de l'air, qui alors oscille de la même manière qu'une corde tendue. Les données que nous avons à cet égard sont si mathématiques, que, si l'on connaît les conditions physiques d'un instrument, on peut déterminer par le calcul le son qu'il doit produire, et par conséquent dans quel ton il se trouve.

Actuellement, pour que l'on puisse bien apprécier l'analogie qui me semble exister entre l'appareil vocal et un trombone, je vais dire quelques mots sur ce dernier instrument.

Le trombone est un instrument dont les pièces principales sont : une embouchure, un tuyau qui varie de longueur au gré du musicien, et un pavillon ou évasement en forme d'entonnoir plus ou moins considérable. Pour tirer des sons de cet instrument, il faut chasser de l'air dans son intérieur en appliquant les lèvres sur son embouchure, dont on diminue plus ou moins l'orifice en même temps qu'on allonge ou qu'on raccourcit le tube qui constitue son corps, selon que les sons doivent être graves ou aigus.

D'après l'idée que je viens de donner du trombone, il est facile de voir un grand rapport entre cet instrument et l'appareil vocal; en effet, les ventricules du larynx, qui comprennent tout l'espace borné inférieurement par les cordes vocales, et supérieurement par les ligamens supérieurs de la glotte, ne représentent-ils pas assez bien l'embouchure de l'instrument? les lèvres de la glotte ne remplacent-elles pas les lèvres du musicien? l'arrière-bouche ne peut-elle pas être regardée comme le tuyau mobile du trombone, et se raccourcir et s'allonger comme ce dernier, de manière à baisser ou à monter les sons? enfin la langue et l'épiglotte n'auraient-elles pas pour usage de remplacer la main du joueur de cor qui module, adoucit ou change les sons à volonté? D'ailleurs l'air chassé des poumons, et porté par la trachée dans le larynx, n'est-il pas dans toutes les conditions pour vibrer et produire des sons comme dans tous les instrumens à bec ou à embouchure? Ne sait-on pas de plus, d'après les expériences du père *Mersenne*[1] et celles faites par *Euler*[2], que, de quelque matière que soient les tuyaux d'un orgue, le son sera toujours le même et également fort et harmonieux, si la capacité intérieure de ces tuyaux ne change pas.

Il résulte de toutes ces considérations, que je trouve plus rationnel, et surtout plus satisfaisant, de comparer le larynx à un instrument à vent, à embouchure du genre des trompettes, d'autant plus qu'on n'a pas besoin d'avoir recours aux cordes sonores et aux anches vibrantes pour expliquer la théorie de la formation de la voix. D'ailleurs

[1] Harm. univ., liv. 6, p. 5.
[2] Nov. theor. mus., cap. I.

personne n'ignore que la seule constriction des lèvres exprime, par le sifflement, des sons variés, et que l'air et différens gaz peuvent être chassés du corps des animaux, avec une espèce de modulation, par des ouvertures où on n'a jamais que je sache encore soupçonné une *anche* ou des *cordes vocales*.

On va peut-être me demander comment j'expliquerais les vibrations des cordes vocales, vibrations que l'on sent en portant la main sur cette partie saillante et externe du cartilage thyroïde qui a reçu le nom vulgaire de *pomme d'Adam;* on me dira aussi probablement que, puisque la nature a voulu que ces vibrations aient lieu, elles doivent nécessairement avoir un but d'utilité.

Pour répondre en même temps à ces deux objections, je dirai que c'est l'air, en passant par la glotte, qui, par ses oscillations, fait vibrer les cordes vocales, de manière que par leur allongement et leur raccourcissement successif, la voix éprouve ces espèces d'ondulations sonores qui ont pour but de la rendre plus douce et plus harmonieuse, et qui lui donnent un son flûté dans le genre de celui que nos célèbres violonistes tirent de leurs instrumens, par l'effet d'une espèce de tremblement qu'ils communiquent aux cordes en appuyant avec le bout du doigt plus ou moins sur elles.

L'instrument vocal réunit donc au plus haut degré les conditions les plus favorables à la production des sons, tant sous le rapport du timbre que sous celui de l'intensité. Aussi, l'homme peut-il par l'exercice maîtriser à son gré sa voix selon les règles du goût et de l'harmonie, et produire des sons enchanteurs qui nous font éprouver les jouissances les plus pures et les sensations les plus délicates.

Au reste, je dois convenir que ceux qui feront encore des recherches sur cette matière seront rarement d'accord entre eux, parce que l'organe de la voix humaine ne produit pas de la même manière tous les tons qui lui sont propres, et que ses mécanismes variés répondent peut-être à ceux de plusieurs espèces d'instrumens. La voix sonore qui dans une salle de spectacle se fait entendre à deux mille personnes à la fois, la voix basse avec laquelle nous chantons dans un appartement fermé, enfin cette voix aiguë qui a reçu dans notre langue le nom de fausset, toutes ces voix, dis-je, dépendent probablement de mécanismes différens. Lorsque nous voulons passer d'une de ces voix à l'autre, nous faisons une petite pose : il est facile de voir que ce repos est occasioné par le changement qui s'opère alors dans l'appareil vocal. MM. *Geoffroy-Saint-Hilaire* et *Serres* pensent que, dans la voix flûtée, le sommet mobile des cartilages arythénoïdes remplit un usage analogue à celui des clefs dans les instrumens à vent; nous ne savons pas jusqu'à quel point cette théorie peut être celle de la nature.

Dans le printemps et l'été la voix est plus belle et plus aiguë; dans l'automne et l'hiver elle est au contraire plus grave et plus rauque. C'est probablement l'influence de la température qui fait que les peuples du midi ont en général la voix plus belle et plus sonore que les habitans des pays froids. Les étrangers conviennent que c'est en France que l'on trouve le plus grand nombre de belles voix; cela tiendrait-il au développement de la poitrine, que nous avons en général mieux conformée que tous les autres peuples [1]?

Enfin, pour terminer ce chapitre, que malgré moi j'ai déjà trop prolongé, je dirai, avec *Grétry* [2], que, pour une oreille délicate, la voix d'un individu peut nous apprendre beaucoup de choses sur son tempérament, sur son caractère, sur ses qualités morales, sur les dispositions de son esprit.

Le père *Kircher*, dans sa *Musurgie*, dit qu'une voix forte et grave est celle d'un homme avare, pusillanime, insolent dans

[1] La nature, selon l'abbé *Expilli*, développe plus certaines parties du corps dans un climat que dans l'autre. Selon lui, un homme serait accompli, quant au physique, s'il avait les jambes d'un Espagnol, la main d'un Allemand, la tête d'un Anglais, les yeux d'un Italien, le corps, la taille et le maintien d'un Français (*Géographie de l'univers.*).

[2] Essai sur la Musique, tom. I, p. 239.

la prospérité, lâche dans le malheur; tel était *Caligula*, au rapport de *Tacite*. La voix grave d'abord, et se terminant en fausset, est celle d'un criard triste et fâcheux; la voix aiguë, faible et cassée, est celle d'un efféminé; celle qui est aiguë et forte indique un homme porté au plaisir: enfin, il ajoute que la voix grave, sonore, grande et précipitée, dénote un individu entreprenant, hardi, et propre à exécuter de grandes choses.

Si la voix, dans une situation ordinaire de l'esprit, peut nous faire connaître les penchans, les qualités morales et les habitudes naturelles de l'homme, elle nous découvrira bien plus sûrement encore les différentes passions dont il est agité. La crainte et la langueur abaissent la voix, l'étonnement la coupe, l'admiration l'allonge, l'espérance la rend sonore et égale, la colère la rend rauque; le désir précipite les paroles et fait commencer les phrases par de longues exclamations; la hardiesse rend les discours laconiques, elle laisse toujours plus à penser qu'elle ne dit: *Quos ego!!!* *Platon* savait si bien que le son de la voix pouvait, jusqu'à un certain point, servir à découvrir l'état moral des hommes, que, lorsqu'il voulait connaître ceux qui l'abordaient pour la première fois, il leur disait : *Parlez, afin que je vous voie.* Enfin *Hippocrate*, *Cœlius Aurelianus*, et beaucoup d'autres médecins, ont prédit, par le seul état de la voix, des convulsions, des tremblemens, des manies, des consomptions, des crises favorables ou pernicieuses, et la mort même.

Malgré les nombreuses expériences des physiologistes et les connaissances précises que nous fournissent l'anatomie et la physique, ces sciences ne seront jamais que des auxiliaires qui n'offriront rien de mathématique sur la formation de la voix, parce que la puissance de la vie détermine dans la production d'une foule de phénomènes, des modifications diverses dont la cause immédiate sera peut-être toujours couverte d'un voile impénétrable, que les calculateurs les plus habiles ne pourront soulever qu'imparfaitement.

En effet, qui pourra expliquer d'une manière un peu satisfaisante, pourquoi la volonté rend l'air sonore au moment où il traverse la glotte, et pourquoi, lorsque l'empire de cette puissance vient à cesser, le passage de ce fluide s'effectue sans bruit? Il faut convenir de notre ignorance à cet égard, et dire avec le poète latin :

Felix qui potuit rerum cognoscere causas.

CHAPITRE III.

DE LA PAROLE ET DU MÉCANISME DU LANGAGE.

> Jam vero domina rerum ista loquendi vis, quam est præclara, quamque divina, quæ primum efficit ut ea quæ ignoramus discere, et ea quæ scimus alios edocere possimus !!
>
> (M. C. Cicero, *de Oratore.*)

La formation de la parole a été de tout temps assez facilement expliquée, et on a toujours remarqué qu'elle n'était rien autre que la voix articulée et modifiée par les mouvemens de la langue et des lèvres et par la collision de l'air contre les dents et les parois de la cavité buccale, dont toutes les parties mobiles, sous l'influence d'un influx nerveux partant du cerveau, ont pris, d'après les ordres transmis par ce dernier, toutes les positions nécessaires pour modifier la voix et produire une série de sons par lesquels les hommes sont convenus de rendre leurs idées.

La parole est le privilége exclusif de l'homme, parce que l'homme est le seul de tous les animaux qui puisse articuler des sons et faire de cette faculté l'instrument de sa raison. D'ailleurs, comme je l'ai déjà dit, pour parler il faut abstraire et associer des idées; les animaux n'étant pas doués de ce noble avantage, doivent nécessairement ne pas pouvoir articuler des sons pour exprimer ce qu'ils sentent.

La plupart des philosophes ont pensé que la pantomime, ou langage des gestes, avait précédé le langage des sons articulés, ou la parole. Dans le principe du monde, le langage muet était suffisant aux premiers hommes, mais plus tard, excités sans cesse par le besoin de se communiquer leurs idées et leurs sensations diverses, ils essayèrent de les exprimer d'abord par de simples cris, qui conduisirent ensuite à quelques sons articulés qui formèrent le premier langage, grossier à la vérité et très-borné, mais capable néanmoins d'exprimer les choses de première nécessité, et assez bien fixé pour établir certaines conventions. C'est au moyen de ce langage primitif que les hommes sont parvenus à en créer de plus parfaits, à mesure que leur goût s'est perfectionné et que le cercle de leurs idées s'est agrandi ; ainsi il n'y a point eu, à proprement parler, d'invention dans la formation des langues, il n'y a eu qu'extension, changement et perfectionnement. Un homme, dit M. *Destutt de Tracy*, fait d'abord un cri peut-être sans projet ; il s'aperçoit qu'il frappe l'oreille de son semblable, qu'il attire son attention, qu'il lui donne une notion de ce qui se passe en lui ; il répète ce cri avec l'intention de se faire entendre ; bientôt il en fait d'autres qui ont une autre expression ; il s'applique à varier ces expressions, à les rendre plus distinctes, plus circonstanciées, plus déterminantes ; ils modifie ces cris par des articulations ; il deviennent des mots auxquels ils a fait subir diverses altérations pour indiquer leurs rapports; il en forme des phrases dont la tournure varie suivant les circonstances, les besoins, l'objet qu'on se propose, le sentiment dont on est animé: voilà une langue; d'observations en observations sur les effets de cette langue, on en prescrit les règles, et on parvient au talent le plus exquis pour exprimer les pensées les plus fines, exciter les sentimens les plus véhémens, et procurer les plaisirs les plus délicats.

La parole est donc susceptible de perfectionnement, c'est donc un résultat de l'éducation, et non une faculté innée et un don de la nature!

Maintenant que j'ai donné un aperçu succinct sur l'origine du langage, je vais étudier analytiquement les sons articulés en me servant des lettres ou signes à l'aide desquels on les représente.

C'est avec raison qu'on a dit que tout l'artifice du langage consiste dans les diverses modifications que nous faisons éprouver aux cinq sons fondamentaux, a, e, i, o, u, représentés par cinq lettres appelées *voyelles*.

La production des sons qui correspondent à ces cinq lettres ne demande aucun effort des organes vocaux, ils naissent plutôt de l'instinct que de la volonté, et peuvent être regardés comme naturels, puisque le sauvage et l'homme civilisé les emploient également dans les mêmes circonstances pour exprimer leurs sensations subites de plaisir et de douleur.

Si, pour les grammairiens, les *voyelles* ou *sons vocaux* sont seulement au nombre de cinq, physiologiquement parlant, leur nombre doit être selon moi porté à douze, afin de représenter les douze sons, a,-â,-e,-é,-è,-ê,-i,-y,-o,-ô,-u,-ou.

A ces lettres que j'appelle *naturelles* ou *vocales*, il faut en joindre plusieurs autres dont le nombre varie chez les différens peuples, et qui exigent pour leur production des combinaisons plus nombreuses et plus difficiles; ces dernières, que l'on nomme *consonnes*, et que je désigne sous le nom de *buccales* ou *artificielles*, doivent être selon moi divisées en deux catégories: dans la première se trouvent les lettres f, h, l, m, n, r, s, x, qui sont des espèces de demi-*vocales* ou *voyelles*, modifiées par la manière dont la langue, les lèvres, les dents, etc., etc., interrompent les sons vocaux. Les autres *consonnes* ou lettres *artificielles*, qui constituent la seconde catégorie, sont les suivantes, b, c, d, g, k, p, q, t, v, toutes produites par les modifications brusques que la bouche imprime aux sons à l'instant où la voix les produit.

Les lettres *artificielles buccales* ou *consonnes* peuvent être encore divisées en *labiales*, *dentales*, *palatales*, *gutturales*, *nasales* :

Les *labiales* B, F, M, P, V, qui pour être prononcées nécessitent l'action des lèvres, manquent dans l'alphabet de certains peuples d'Amérique qui sont dans l'usage de percer ces voiles mobiles de leur bouche et d'y porter de gros anneaux suspendus.

Les *dentales* D et T s'articulent en frappant avec le bout de langue contre les dents incisives de la mâchoire supérieure; c'est pour cette raison que les petits enfans et les vieillards ont tant de peine à les prononcer.

Les *palatales* C et G adoucis, H, J, L, S, X, Z, sont formées par la pointe de la langue portée contre la voûte palatine.

Les *gutturales* C et G durs, K, Q, s'articulent dans l'arrière-bouche.

Les *nasales* N et M exigent, pour qu'on puisse rendre le son auquel elles se rapportent, que l'air traverse en grande partie les fosses nasales.

Enfin il reste la lettre R, qui manque dans l'alphabet des Chinois, parce que les mouvemens rudes qu'il faut que la langue exécute pour la produire paraissent ne pas s'accorder avec la mollesse de ce peuple, qui remplace cette lettre par la lettre L. J'aurais pu placer cette consonne parmi les *palatales*; mais comme elle exige, pour être bien prononcée, de plus grands efforts que les autres, j'ai cru devoir la séparer et en faire une classe à part. Les anciens appelaient l'R une lettre *canine*, parce que les chiens semblent souvent la prononcer en grondant et en aboyant; je crois qu'ils auraient eu plus de raisons de l'appeler lettre *féline*, ou des chats, parce que le son qu'elle produit lorsqu'elle est convenablement articulée est moins bien imité par le grondement des chiens que par le ronflement produit par deux petites membranes très-minces qui sont placées au-dessous des ligamens inférieurs de la glotte des chats.

C'est l'articulation des consonnes qui constitue ce qu'on appelle la *prononciation;* de la combinaison de ces dernières avec les voyelles résulte les mots, qui eux-mêmes composent les langues dont j'ai expliqué l'origine et la formation.

Si la beauté de la matière que j'ai traitée m'a entraîné malgré moi dans des considérations préliminaires peut-être trop longues, les conclusions que j'en ai tirées sont de la plus haute importance pour mon sujet, puisqu'elles tendent à prouver que la voix et la parole sont sous l'influence immédiate du cerveau, et que si cette dernière faculté est un résultat de l'art et non un don de la nature, elle est, comme l'a dit l'immortel *Bichat*, susceptible d'éducation et de perfectionnement, de même que tous les organes de la vie de relation.

Avant d'aborder le principal sujet qui sera traité dans cet ouvrage, je vais dire quelques mots sur tous les principaux vices de la parole, pour m'occuper ensuite plus longuement du bégaiement et des moyens curatifs avec lesquels j'ai obtenu des succès qui ont été toujours heureux lorsque j'en ai fait moi-même l'application.

CHAPITRE IV.

DU GRASSEYEMENT ET DE SES VARIÉTÉS.

On voit bien des gens qui, par une sorte de bon ton, ou plutôt par une véritable inspiration de mauvais goût, se rendent ridicules en singeant des imperfections dont s'affligent ceux qui en sont réellement atteints.

FOURNIER. *Dict. des Scienc. méd.*, t. 19, p. 312.

De tous les vices de la parole, celui qui se rencontre le plus souvent, c'est sans contredit le grasseyement, qui consiste soit à articuler dans l'arrière-bouche ou de toute autre manière défectueuse la lettre R, soit à lui substituer le son d'une autre lettre, soit enfin à supprimer plus ou moins cette consonne, comme le font souvent les Anglais et nos *incroyables* parisiens.

Le grasseyement proprement dit, ou *rostacisme*, du nom grec de la lettre R, tel qu'on entend ce mot dans le monde, est ce vice de la parole qui consiste à articuler comme les *gutturales* dans l'arrière-bouche la *palatale* R, de manière à donner à cette lettre un son sourd, traînant et quelquefois extrêmement désagréable. Lorsque cette articulation vicieuse est peu sensible, on lui trouve généralement quelque chose de doux et d'agréable, qui paraît surtout plus gracieux dans la bouche d'une femme : *Fœminas verba balba decent..... decet os balbum*, dit *Horace*.

Comme dans la première définition que j'ai donnée du grasseyement j'ai voulu comprendre toutes les altérations plus ou moins grandes du son naturel de l'R, j'ai dû diviser ce vice de la parole en six espèces principales qui diffèrent entre elles autant par le mécanisme qui les produit que par le son qui en est le résultat.

Dans la première espèce, je range le grasseyement proprement dit, c'est-à-dire celui qui consiste à prononcer l'R entièrement de la gorge, en sorte que l'articulation de cette lettre se forme par un son multiple qui semble être précédé d'un C ou d'un G, et rouler dans l'arrière-bouche. Ce grasseyement, qui, comme je l'ai déjà dit, n'est pas désagréable lorsqu'il est peu marqué, dépend de ce que la pointe de la langue, au lieu *d'être portée* vers le *palais*, se trouve retirée en bas vers la face postérieure des dents incisives de la mâchoire inférieure, d'où il résulte que la face dorsale de cet organe se trouve convexe au lieu d'être concave, ce qui le force, pour articuler l'R, de vibrer vers sa base, au lieu de vibrer à son sommet. C'est par un mécanisme diamétralement opposé que je combats ce vice de l'articulation; les moyens que j'emploie, aussi faciles à comprendre qu'à appliquer, sont les suivans. Je fais porter la langue vers la voûte palatine à peu près à trois ou quatre lignes plus en arrière que la face postérieure des dents incisives de la mâchoire supérieure, de manière que la face dorsale de l'organe phonateur soit *concave* et que sa *pointe élevée* soit libre et puisse seule vibrer, ce qui a lieu sans beaucoup de difficulté, si on a le soin de dire à la personne de laisser l'arrière-bouche dans l'inaction, et surtout de ne pas vouloir d'abord articuler l'R, mais seulement se contenter de chercher à faire osciller la pointe de la langue en chassant une grande masse d'air, comme pour imiter l'espèce de ronflement des chats, ou encore mieux le bruit sourd produit par le mouvement de la corde et de la grande roue d'un émouleur. Lorsque par le moyen de cette gymnastique on est parvenu à faire vibrer *seulement* le sommet de la langue, il résulte alors un son naturel qui imite à peu près celui de la syllabe *re*, à laquelle on fait ajouter une autre syllabe *tour* par exemple, ce qui donne le mot *retour*, ou tout autre, selon la dernière syllabe ajoutée.

Lorsqu'on a obtenu ce résultat, il s'agit de faire prononcer l'R, précédée d'une autre consonne, comme dans le mot *français*; pour y parvenir on fait prononcer l'F seule, et l'on dit d'imiter ensuite le bruit dont je viens de parler, et enfin d'ajouter les deux dernières syllabes *ançais*, ce qui donne *fe*..., *rrr*.... *ançais*, *français*, que l'on prononce bientôt convenablement. Il en est de même pour toutes les autres lettres qui peuvent se trouver avant l'R.

La deuxième espèce de grasseyement, qui est celle qui consiste à donner à l'R le son du V, a pour cause la mauvaise habitude qu'on a contractée de vouloir articuler la première de ces consonnes seulement en faisant agir les lèvres, qui s'allongent et se rapprochent comme pour former ce qu'on appelle vulgairement un *cul de poule ;* d'où il résulte que l'air chassé par la bouche et les joues n'a qu'un étroit passage pour effectuer sa sortie, comme dans la prononciation des *labiales sifflantes* F et V; la langue, le palais, la cavité buccale et toutes les autres parties qui agissent dans l'articulation naturelle de l'R, restent dans l'inaction et sont remplacées par les lèvres, tandis que ces dernières, qui devraient rester immobiles, font seules l'office de tous les autres organes de la parole. Ceux qui sont affectés de cette espèce de grasseyement disent *vougeur* pour rougeur *vrois* pour trois, *vive* pour rire.

Pour faire cesser cette variété de grasseyement, il faut apprendre à prononcer l'R d'après la gymnastique que je viens d'indiquer plus haut, ayant de plus le soin de tenir les lèvres rapprochées de manière à les empêcher d'agir, de se porter en avant, et de ne laisser échapper que très-peu d'air par le petit intervalle qui doit les séparer; on parviendra assez facilement à ce double résultat au moyen de deux doigts, l'index et le pouce, portés, le premier sur la lèvre supérieure et le second sur l'inférieure; on devra continuer cet exercice jusqu'à ce qu'on ait compris le vrai mécanisme de l'articulation de l'R, et qu'on ait appris à prononcer convenablement cette lettre. Cette variété de grasseyement, heureusement très-rare, est si ridicule et si pénible pour les auditeurs, que ceux qui en sont affligés se décident rarement à parler en public.

La troisième espèce de grasseyement consiste à donner à la consonne R deux sons à la fois, comme dans la première espèce ou grasseyment proprement dit; mais il diffère essentiellement de ce dernier 1° en ce que les lettres superflues ne sont jamais le C et le G; 2° en ce que l'articulation de l'R, au lieu d'être formée au fond de la gorge par la base de la langue, a lieu au contraire vers la pointe de cet organe, sorti de la cavité buccale et porté entre les dents incisives des deux mâchoires, de manière à aller toucher la face postérieure de la lèvre supérieure. Il résulte de cette articulation vicieuse que la langue est obligée de joindre d'abord au son de la lettre R celui du Z; ainsi on dit *zrizre*, *mezre*, *zrevenizr*, *tzraitzre*, pour *rire*, *mère*, *revenir*, *traître*. Cette troisième variété du grasseyement a plusieurs degrés qui peuvent la rendre plus ou moins désagréable; en général elle est peu sensible et presque nulle pour certains mots. Pour combattre ce vice de la parole, on n'aura qu'à mettre sous la langue le petit instrument appelé *refoule-langue* qui est lithographié à la fin de cette ouvrage; on pourra par ce moyen articuler assez facilement l'R, sans être obligé d'ajouter au son naturel qu'elle doit produire, celui du Z. Si on éprouvait des difficultés pour y parvenir, on mettrait en pratique les préceptes indiqués pour combattre la première espèce du grasseyement.

La quatrième variété de ce vice du langage est celle qui consiste à substituer au son de l'R le son de la syllabe *gue*; ainsi, au lieu de dire *rare*, *rentrer*, *français*, *trente-trois*, on dit *guague*, *guentguer*, *fguançais*, *tguentetguois*. Ce grasseyement n'est pas aussi rare qu'on pourrait le croire; je connais bon nombre de personnes qui en sont affectées; c'est surtout dans certaines parties de la Suisse française que j'ai été à même de l'observer le plus communément. Porté à l'excès, il est le plus désagréable de tous; mais lorsque le son *gue* est articulé faiblement, comme cela arrive le plus souvent, il devient très-supportable, ainsi que je l'ai déjà plusieurs fois remarqué. Je connais un jeune avocat et deux artistes dramatiques qui offrent, il est vrai, d'une manière assez peu sensible, des exemples de cette articulation vicieuse de la lettre R.

La cinquième variété est celle qui consisté à substituer la lettre L à l'R ; ceux qui en sont affectés font comme les Chinois, qui, n'ayant pas la consonne R, la remplacent par L, et disent *lale*, *lile*, *louge*, *plendle*, pour *rare*, *rire*, *rouge*, *prendre*. Cette articulation désagréable l'est encore davantage lorsque, au lieu de remplacer simplement l'R par L, on mouille cette dernière lettre comme dans *bouteille*, *paille* ; ainsi on dirait *peille* pour *père*, *llille* pour *rire*.

Enfin la sixième espèce de grasseyement, que l'on pourrait appeler *négatif*, parce qu'il se reconnaît par la soustraction plus ou moins complète de l'R, est celle que l'on remarque principalement chez *certains incroyables* nouvellement débarqués qui veulent singer du geste et de la voix nos *merveilleux fashionables* de Paris, qui disent *mouir*, *tavail*, *tou*, *etouné*, au lieu de dire *mourir*, *travail*, *trou*, *retourner*. Ce vice de la parole, de tous les grasseyemens le moins desagréable à l'oreille, est constamment le résultat d'une mauvaise habitude, ou plutôt de cette fureur absurde de vouloir imiter certaines gens de prétendu bon ton qu'une inspiration de mauvais goût porte à se donner des défauts dont voudraient se débarrasser ceux qui en sont réellement affligés.

Toutes les variétés de grasseyement ont, comme cette dernière espèce dont je viens de parler, pour cause principale, l'imitation ou une mauvaise habitude que dans l'enfance on a laissé prendre aux personnes chez qui peut-être déjà une conformation particulière des organes de la parole rendait l'articulation de l'R un peu difficile, et réclamait certains efforts que des parens trop bons ou plutôt trop insoucians n'ont pas eu le courage d'exiger de leurs enfans, qui souvent se croient au contraire autorisés à mal parler parce qu'on se plaît à répéter comme eux les syllabes qu'ils articulent irrégulièrement. Ce qui prouve que l'imitation est la cause la plus ordinaire du grasseyement, c'est qu'on observe ce vice de la parole chez tous les membres d'une même famille, chez une classe de peuple de la même ville, comme on le voit en particulier dans la classe du peuple à Paris, et même enfin chez presque tous les habitans de certaines provinces, comme par exemple en Provence et dans le Forez.

Dans un excellent article du Dictionnaire des sciences médicales, M. *Fournier* donne pour combattre le grasseyement une méthode modifiée par lui et imaginée par l'inimitable *Talma*; comme ce grand acteur, ainsi que le médecin que je viens de citer, paraissent avoir obtenu quelques succès en faisant l'application de cette gymnastique linguale, je crois devoir la transcrire ici, telle qu'elle est décrite dans le dictionnaire dont je viens de parler.

« Il conviendra de choisir pour les premiers exercices un mot dans la composition duquel il n'entre qu'un seul R : la première lettre de ce mot sera un T et précédera l'R; par exemple le substantif *travail*. L'on écrira *tdavail*, en substituant un D à l'R ; alors l'élève, auquel il aura été recommandé d'effacer de sa pensée l'idée de la lettre R, prononcera plusieurs fois le T et le D séparément en unissant toujours la fin du mot, ainsi *t*, *d*, *avail*. Insensiblement il ajoutera un E muet entre le T et le D, et divisera ce mot nouveau en trois syllabes : *te-da-vail*. Cet exercice ayant été fait à diverses reprises, le même mot sera prononcé dans une seule impulsion de voix, mais lentement, *tedavail*. Successivement on le prononce plus rapidement ; dans la vitesse de l'articulation l'E qui avait été introduit se retranche et laisse *tdavail*. L'on continue à faire prononcer le mot le plus précipitamment possible, en unissant intimement le son du T avec celui du D, et en imprimant plus de force à l'articulation de la première lettre. Déjà l'élève, par ce nouveau procédé, donne à l'auditeur et sans s'en douter l'idée de la lettre R, dont le son semble résulter de l'union rapide du T au D. Insensiblement l'R s'articule, et la consonne D, que l'on pourrait appeler ici génératrice, disparaît pour que la lettre créée tout récemment prenne son essor. Dans cet exercice l'R s'articule d'une manière naturelle; car le T et le D, beaucoup plus faciles à former, sont cependant produits par le même mécanisme que l'R, du moins quant aux positions relatives des mâchoires et de la langue.

« Après avoir obtenu le succès dont nous venons de faire mention, il convient d'expliquer à l'élève, de lui démontrer le mécanisme de l'articulation naturelle de la lettre que pour la première fois il vient de prononcer correctement. On lui fait ensuite placer la langue dans la position que nous avons décrite plus haut; il essaie d'articuler l'R seul, et il est incessamment surveillé, afin qu'il n'emploie aucun son guttural. Lorsqu'il devient familier avec ces premiers exercices, il lui en est prescrit un autre par lequel on commencerait vainement : son objet est de produire la syllabe *re*. Voici comme l'élève procédera : il articulera plusieurs fois de suite les lettres T et D; la première se prononce d'une voix ferme, et le D plus doucement et après inspiration. Quelques momens après l'élève ajoute à la suite du T D le son *re*, articulé doucement et pendant la même expiration que le D, comme si le *re* était uni à la consonne précédente. Ce n'est point encore tout ; bientôt ce monosyllabe *re*, toujours en suivant le même procédé, se transformera en une consonne, et ce sera un R que l'élève articulera. La durée de cette prononciation, pendant l'exercice qui vient d'être exposé, doit être graduée, comme si le T, le D et l'R formaient une mesure musicale, le D valant une noire, et les deux autres lettres chacune une croche. D'abord, la syllabe *re* s'articule imparfaitement, puis l'R s'y fait sentir un peu, et enfin cette consonne sort avec une certaine force, qui donne déjà une idée de sa rudesse et des progrès de l'élève, auquel il convient de faire redire le mot *travail* et d'autres de même structure, tels que *trône*, *trompé*, etc. Ces expériences ayant donné des résultats satisfaisans, il faut se hâter de profiter des dispositions favorables des organes de la parole, afin de les soumettre à des exercices plus compliqués et par conséquent plus difficiles encore. L'on choisira donc un mot privé de la lettre T comme *ordre*. Ici il faut user d'une autre espèce d'artifice : le mot étant écrit n'a plus d'R ; un T et un E ont été substitués à cette consonne, et l'élève lit *otede ;* après avoir prononcé à plusieurs reprises ce mot comme il vient d'être écrit, la voyelle E sera retranchée ; le T et le D devront être articulés ensemble, comme dans la première leçon. En suivant la même marche, les mêmes gradations, l'élève parviendra à faire sentir le son de l'R ; le son augmentera par degrés, jusqu'à ce qu'il sorte entièrement. Après qu'un individu grasseyant aura acquis la faculté d'articuler les R, qui dans les mots sont précédés et suivies d'autres lettres, il lui restera encore la tâche difficile d'arriver à la formation correcte et rude de celles des consonnes harmoniques disposées au commencement et à la fin des mots, comme *rhétorique*, *plaisir*. Il faut employer, dans ces circonstances, la même méthode dont on vient de lire l'analyse : ainsi, *te*, *dé*, torique, puis *t*, *d*, torique, et enfin *rhétorique*. La consonne finale s'obtiendra par *plaisi-te-de*, puis *plaisit-dé*, et définitivement le mot correct s'articulera sans grasseyement.

« Les guérisons, continue le docteur Fournier, opérées d'après les conseils de *Talma* sont nombreuses et publiques : tout récemment encore, mademoiselle *Saint-Phal*, jeune et jolie débutante de la Comédie française, douée d'une intelligence parfaite, avait un grasseyement si considérable, que cette intéressante actrice fut contrainte d'interrompre le cours de ses débuts. Quelques mois de travail ont suffi pour effacer le défaut qui déparait ses talens; et lors de sa nouvelle apparition sur la scène, mademoiselle *Saint-Phal* n'aurait point été reconnue des spectateurs de ses premiers débuts, si elle n'eût conservé sa charmante figure. »

Je suis loin de contester les avantages de cette méthode ingénieuse, et de nier les succès qu'on a pu obtenir lorsqu'elle a été employée; mais ayant eu, il n'y a pas longtemps, l'occasion d'en faire deux fois l'application, je dois dire que je n'ai pu en obtenir de résultats satisfaisans, et que c'est même pour cette raison que j'ai tâché de trouver d'autres moyens, qui m'ont réussi au-delà de mes espérances lorsque j'en ai fait l'application sur un jeune homme et deux jeunes demoiselles, à qui quelques jours d'exercice ont suffi pour faire disparaître presque entièrement le grasseyement excessif qui rendait leur parler très-désagréable à entendre.

La méthode de *Talma* est d'ailleurs plus difficile à comprendre et à appliquer que la mienne; je crois qu'elle est aussi moins prompte dans ses résultats, et que ce n'est qu'après un travail assidu et des exercices multipliés et prolongés pendant long-temps qu'on peut commencer à remarquer quelques changemens dans l'articulation vicieuse de l'R. Au reste, l'expérience aura bientôt jugé si ma manière de voir à cet égard est fondée, et si ma méthode doit être préférée à celle dont je viens de donner de longs détails.

CHAPITRE V.

DE LA BLÉSITÉ.

Cereus in vitium flecti.
HORACE. *Art. poét.*

On a désigné sous ce nom plusieurs vices de la parole, qui consistent à subtituer à certaines lettres le son de plusieurs autres ; mais avant de parler des principales espèces de blésité, je vais dire quelques mots sur la première espèce ou blésité proprement dite, qui consiste à donner le son du Z et de l'S aux consonnes J et G doux, et le son de l'S adoucie aux deux lettres réunies CH ; dans le premier cas on dit *zaloux* pour *jaloux*, *zentille* pour *gentille*, *z'avais* pour *j'avais* ; dans le second au contraire, *cheval*, *chien*, *château*, font *seval*, *sien*, *sâteau*.

Pour combattre ces vices de l'articulation, il s'agit dans la première variété de faire retirer la langue dans l'arrière-bouche, et porter cet organe vers le voile du palais; alors en faisant une forte aspiration la langue vibrera de manière à produire un son analogue à celui de la syllabe *je*, sans cependant avoir eu l'intention de produire aucun son avec un E muet. Il en est de même pour la seconde variété de blésité; cependant l'aspiration et la position de la langue, comme je viens de l'indiquer, imiteront mieux le son de CHE; aussi cette dernière variété est-elle plus facile à combattre. Lorsqu'on voudra faire suivre le J et le CH d'une voyelle autre que l'E muet, on emploiera le même moyen que pour ce dernier; mais après avoir fait entendre faiblement le son de la lettre E, on articulera A, I, O, U, selon la voyelle dont on a besoin. Ainsi *jaloux*, *Jupiter*, *chameau*, *chirurgien*, seront d'abord *jealoux*, *Je-upiter*, *che-ameau*, *che-irurgien*. Puis, ces mots étant articulés plus vivement, il est facile de concevoir que le J, le G et le CH, reprendront facilement leur son naturel.

Il y a encore plusieurs espèces de blésité; les unes consistent à substituer au son de l'S celui du T; ceux qui en sont atteints disent *taint* pour *saint*, *tucre* pour *sucre*, *tel* pour *sel*, etc. Les autres consistent à prononcer les L mouillées, comme s'il y avait un Y. Ainsi *paille*, *fille*, *bouteille*, font *paye fiye bouteye*; ce vice du langage est général à Paris, et les Parisiens ont l'habitude d'appeler *Gascons* ceux qui prononcent autrement. Il arrive aussi quelquefois que le T remplace l'F et le C, et que le D reçoit le son du T; enfin ces transpositions sont si nombreuses et si variées, que je ne finirais pas si je voulais toutes les indiquer ici.

Il est probable, je le répète encore, que, si les personnes qui sont chargées d'apprendre à parler aux enfans prennient de bonne heure le soin de les faire articuler avec exactitude, on préviendrait encore plus facilement que pour le grasseyement la plupart des derniers vices de la parole que je viens de signaler. Si l'on rencontre un aussi grand nombre de personnes parlant d'une manière défectueuse, c'est que beaucoup de parens ont l'habitude de regarder comme des gentillesses les mots mal articulés que les enfans se plaisent à répéter ainsi, parce qu'ils savent que, loin d'être repris par eux, ils obtiendront au contraire leur approbation.

CHAPITRE VI.

DU BALBUTIEMENT.

> Quand une personne possède bien sa pensée, elle sort de son cerveau comme Minerve sortit tout armée du cerveau de Jupiter.
>
> (Voltaire.)

Le balbutiement, *hæsitatio linguæ* des Latins, est ce vice de la parole qui consiste à prononcer les mots avec hésitation, interruption, et peu distinctement, mais à voix basse, avec calme et sans précipitation ni secousses convulsives comme dans le bégaiement, dont je dois bientôt plus spécialement m'occuper.

Je distingue encore une seconde variété de balbutiement qui se rencontre assez chez un grand nombre d'individus, et que l'on a toujours mal à propos confondu avec le vrai bégaiement.

Cette variété, qui se reconnaît par l'addition prolongée de plusieurs E muets à la fin de la majeure partie des mots, donne aux personnes qui en sont affectées le temps de trouver les expressions dont elles ont besoin pour rendre leurs pensées, sans être obligées de laisser des intervalles de silence plus ou moins longs entre les mots qu'elles cherchent et qu'elles articulent avec lenteur et hésitation. La phrase suivante donnera une idée de la variété de balbutiement dont je veux parler : *excusez eeeee.... moi eeeee.... si je parle eeeee.... avec eeeee.... difficulté eeeee....* le son de l'E muet qui se fait continuellement entendre entre chaque mot rend à l'oreille de l'auditeur cette espèce d'hésitation du langage encore plus désagréable que la première, qui est presque toujours le symptôme d'une autre maladie, tandis que le bégaiement et le bredouillement, tels que je vais les décrire, ne le sont jamais, quoique tous les livres disent le contraire.

Les balbutiemens que l'on remarque chez presque tous les idiots, chez les apoplectiques, chez les personnes dans l'état d'ivresse ou de narcotisme, chez les petits enfans, et enfin chez tous ceux qui ont une lésion quelconque de l'encéphale; tous ces balbutiemens, dis-je, semblent ne pas laisser douter que la torpeur et l'inertie relative du cerveau sont les causes les plus fréquentes de cette affection. Les impressions reçues lentement sont communiquées de même; l'imperfection des idées entraîne l'imperfection de la parole; ceux dont l'intelligence est bornée doivent nécessairement hésiter pour rendre leurs pensées qui manquent de suite et de liaison. Ce qui milite encore en faveur de cette opinion, c'est que les personnes qui ordinairement parlent très-facilement et avec beaucoup d'esprit balbutient toujours, et sont quelquefois dans l'impossibilité de dire un seul mot, si le respect, la timidité, la surprise ou la peur, viennent arrêter momentanément l'activité de leur cerveau.

Le balbutiement peut aussi avoir pour cause la faiblesse partielle des organes de la parole; il peut dépendre également de la faiblesse générale produite par la présence des vers intestinaux, par des saignées répétées, par de longues maladies, par la masturbation ou l'exercice trop fréquent du coït; *post venereas voluptates magis titubat lingua.* L'abus des narcotiques, des liqueurs fortes, l'esquinancie, les aphthes, les ulcérations varioliques et syphilitiques ayant leur siége dans la cavité buccale, et enfin un état ataxique et adynamique, peuvent donner lieu à cette affection, qui est aussi très-souvent un des principaux symptômes de l'apoplexie.

D'après ce qui a été dit, il est facile de voir qu'il est impossible d'indiquer des moyens rationnels pour combattre le balbutiement, puisque cette affection n'est que la conséquence d'une autre affection, que l'on devra traiter par les moyens indiqués; j'ajouterai encore que ce vice de la parole cesse avec la faiblesse générale ou partielle dont il est un des symptômes, et que le balbutiement enfantin se guérit avec le temps, et disparaît entièrement lorsque l'intelligence s'est accrue et que l'appareil vocal est plus développé.

CHAPITRE VII.

DU BREDOUILLEMENT.

On sait qu'à l'égard des différens sons l'oreille ne perçoit nettement que ceux entre lesquels il existe un intervalle donné.

RULLIER, *Dict. de méd.*, t. III, pag. 511.

Le bredouillement, *sermonis tumultus*, est ce vice de la parole qui consiste à prononcer confusément les mots, et avec tant de rapidité qu'ils sont coupés et articulés à demi.

Ceux qui bredouillent sont en général vifs et spirituels; leurs idées se succèdent avec tant de promptitude, et ils sont si vivement pressés de rendre vite ce qu'ils pensent, qu'étant, comme le dit M. *Rullier*, pour ainsi dire contens de se comprendre eux-mêmes, ils se hâtent tellement en parlant, qu'ils n'achèvent presque aucun des mots, et qu'ils laissent si peu d'intervalle entre ceux-ci, qu'il y a nécessairement confusion dans les sons. Le bredouillement, qui est aussi fréquent que le bégaiement, a donc pour seule cause la vivacité et la précipitation excessive avec laquelle on veut rendre ses idées par la parole.

Lorsque les bredouilleurs se trouvent dans l'intimité avec des personnes devant lesquelles ils ne s'observent pas en parlant, ils sont presque inintelligibles, et si avec le temps on parvient à les comprendre, c'est qu'on est doué d'une oreille bien délicate, ou qu'on a appris par une longue habitude à deviner ce qu'ils veulent dire.

Ceux qui parlent en public ou devant des personnes qui leur inspirent un certain respect se trouvent quelquefois momantanément débarrassés de leur défaut, et deviennent intelligibles, au grand étonnement des auditeurs, jusqu'à ce qu'ils aient de nouveau à parler avec des personnes qui ne les obligent à aucune contrainte. Je connais un jeune ecclésiastique qui parle avec facilité en préchant, et qui bredouille d'une manière très-pénible dans la conversation ordinaire. Lorsqu'il est obligé d'apporter une plus grande attention et de réfléchir davantage à ce qu'il doit dire, il en résulte que ses mots ont le temps d'être mieux articulés, et que ses idées, mieux coordonnées et émises plus lentement, font cesser la volubilité excessive qui fait, comme je l'ai déjà dit, que la plupart des bredouilleurs ne sont souvent compris que par eux-mêmes.

Il en est de même de ceux qui sont forcés de parler une langue qui ne leur est pas aussi familière que leur langue naturelle; j'ai connu un professeur suppléant à une faculté de droit, qui bredouillait lorsqu'il faisait un cours de droit français, et qui au contraire parlait très-distinctement quand il faisait en latin un cours de droit romain; l'inverse aurait eu lieu, si, au lieu de bredouiller, il avait balbutié, parce que le temps qu'il aurait mis pour traduire ses pensées aurait encore augmenté la lenteur de leur émission.

Le bredouillement proprement dit, qu'on

n'observe presque jamais chez les vieillards, ne prend son vrai caractère chez les enfans qu'à l'âge où leur langue est déliée, et à l'époque où ils ont l'articulation des mots ordinairement nette et facile. En remontant à l'origine de cette lésion, dit le savant physiologiste M. *Rullier*, on s'aperçoit que l'enfant chez lequel elle se manifeste joint à la vivacité d'esprit qui le distingue une négligence à prononcer distinctement les mots, qui tient d'une part à la paresse naturelle à cet âge pour tout ce qui sent la précision et le travail, et de l'autre à ce qu'il est à cet égard gâté par le tendre empressement de ses proches, qui, placés comme aux aguets autour de lui, se montrent incessamment avides d'épier ses paroles, de saisir la moindre de ses pensées, et pour lesquels son langage, tout confus qu'il est, devient cependant dès lors suffisant.

Cette affection, à laquelle on fait ordinairement trop peu d'attention, et qu'on abandonne presque toujours à elle-même, devient un vice habituel de la parole, qui ne cesse qu'avec l'âge, et qui quelquefois peut même durer toute la vie. Cette infirmité sera facilement combattue, et pourra, dans un grand nombre de cas, cesser entièrement, si on a le soin d'accorder quelque attention à la prononciation des mots, qui devra être toujours lente, et surtout mesurée. On préviendra le bredouillement chez les enfans en les faisant lire à haute voix et déclamer, ayant soin que tous leurs mots soient mesurés par un rhythme musical, comme je le conseillerai bientôt pour le bégaiement. Tous ces moyens seront plus efficaces si on y joint de plus l'étude des langues étrangères, et si on force les jeunes bredouilleurs à s'exercer le plus possible dans une de ces langues.

Le bredouillement, que l'on a, ainsi que le balbutiement, mal à propos confondu avec le bégaiement, est toujours plus long et plus difficile à guérir que ce dernier vice de la parole, parce que les bègues, ayant plus de peine à s'exprimer que les bredouilleurs, qui le plus souvent ne se doutent pas de parler mal, font, par cette raison, avec plus de persévérance l'application des moyens curatifs qu'on leur a indiqués, et appréciant mieux l'avantage de parler distinctement, sont capables de faire des efforts plus soutenus, et par conséquent plus efficaces. Au reste, les moyens gymnastiques que je vais bientôt indiquer pour traiter le bégaiement seront, comme je l'ai déjà dit, utiles pour combattre avec succès le vice du langage dont il a été question dans ce chapitre.

CHAPITRE VIII.

DU BÉGAIEMENT ET DE SES CAUSES.

Ce mal n'est pas tout personnel; on souffre toujours pour l'homme qui bégaie; il faut dire aussi que quelquefois on en rit.

SERRE d'Alais, *Mém. sur le Bégaiement.*

Le bégaiement, *balbuties*, et, suivant *Huet*, du latin barbare *bigare*, répéter, du grec ψελλισμὸς, ou, selon quelques étymologistes, du verbe βαττολόγειν, parler comme *Battos*, un des rois des Cyrénéens qui était bègue; le bégaiement, dis-je, est ce vice de la parole qui consiste à répéter par saccades et secousses convulsives un plus ou moins grand nombre de fois, et avec plus ou moins de difficulté, certaines syllabes et certaines lettres qui exigent des efforts de la part des muscles qui font agir les organes de l'articulation.

On voit, par cette définition du bégaiement, que ce vice du langage n'a rien de commun avec tous les autres dont j'ai déjà établi les différences et donné la description.

Les auteurs anciens et la plupart des modernes qui ont écrit sur ce sujet, n'ayant pas assez fait la distinction de tous les vices de la parole, n'ont rien dit de satisfaisant sur leurs causes et sur les moyens de les combattre. La position vicieuse des dents sur l'arcade alvéolaire, le volume de la langue, son épaisseur, le relâchement de ses ligamens, et enfin la longueur excessive du filet, ont été tour à tour regardés comme étant les causes les plus ordinaires du bégaiement. Selon les uns, cette difficulté de parler est, comme nous l'admettons pour le bredouillement, le résultat de la précipitation avec laquelle les bègues veulent rendre leurs idées; selon les autres, cette affection dépendrait de la présence des trous du quatrième os de la mâchoire supérieure; ces derniers ajoutaient que la pituite, tombant goutte à goutte sur la langue, rendait la locution embarrassée;

de là résultait une prononciation peu distincte et des paroles mal articulées.

Quelques médecins ont accusé, au contraire, l'absence de ces trous, que *Morgagni* assure n'avoir jamais observés. *Délius* croyait que le vice dont il est question avait pour cause l'existence d'un palais double; ceux-ci indiquaient la division de la luette, ceux-là une conformation particulière de l'os hyoïde; enfin, selon la plupart des auteurs, *Sauvages* et le célèbre M. *Itard* sont de ce nombre, cette affection serait le résultat d'une faiblesse des puissances motrices de la langue et du larynx. Mais comment faire cadrer cette dernière opinion, qui est la plus généralement admise, avec l'extrême facilité qu'ont les bègues de faire tous les mouvemens possibles apparens de leur langue et de leurs lèvres? D'ailleurs, si les muscles de l'articulation étaient réellement faibles, cette faiblesse serait permanente et s'opposerait constamment à la facile expression des idées. D'où vient donc aussi que dans quelques circonstances les bègues sont souvent d'une volubilité surprenante, quoiqu'ils aient alors à articuler les phrases et les mots qui enchaînent ordinairement leur langue? Un dernier argument, qui, je crois, est sans réplique, c'est que, si c'était la faiblesse des organes de la parole qui fût la cause du bégaiement, les progrès de l'âge, dont l'effet constant est d'affaiblir l'énergie musculaire, ne produiraient pas la guérison spontanée de cette affection chez les vieillards qui en étaient affligés pendant leur jeunesse.

Les autres vices d'organisation que j'ai signalés ne peuvent pas mieux être regardés comme causes du bégaiement, puisque les organes qui, par leur réunion et leurs mouvemens, concourent à la formation des mots, ont presque toujours été trouvés dans une parfaite intégrité de conformation, et n'ont rien offert de particulier à l'inspection anatomique. D'ailleurs, s'il existait quelques vices organiques, l'obstacle matériel serait constant, et le bégaiement n'aurait pas des intermittences.

Ceux qui veulent absolument voir dans le bégaiement le résultat d'un vice de conformation seraient bien embarrassés pour me répondre si je leur demandais pourquoi ce prétendu vice organique cesse et n'est plus un obstacle lorsque les bègues chantent, déclament ou discutent sur un sujet qui les intéresse vivement. Pourquoi peuvent-ils jurer avec tant d'énergie et de facilité lorsqu'ils sont en colère? Pourquoi sont-ils embarrassés quelquefois pour prononcer des mots qui d'ordinaire ne les arrêtent pas, tandis qu'il leur arrive souvent d'articuler facilement certaines syllabes qu'ils sont accoutumés à trouver rebelles? Que deviennent les prétendus vices organiques? Par quelles raisons sont-ils mobiles? Quelle est la cause de leurs caprices? comment se fait-il enfin que tous ces obstacles matériels n'exercent pas leur empire chez les vieillards, chez les enfans, chez les femmes, et que l'affection dont ils sont la cause éprouve une foule de modifications, suivant la température, l'âge, le sexe, l'éducation, les affections morales et un grand nombre d'autres circonstances?

Je suis bien loin de contester que la plupart des lésions organiques que je viens de signaler n'aient pas été observées, mais je dis que si elles ont pu donner naissance à un vice de la parole, ce vice n'a jamais été le bégaiement tel que je l'ai décrit.

Mais, me dira-t-on, puisque vous ne voulez pas admettre pour cause de cette affection la faiblesse partielle des muscles agens de l'articulation, et que d'un autre côté vous rejetez également tous les vices organiques, le bégaiement est donc un effet sans cause? et si vous lui en accordez une, où pourrez-vous en fixer le siége?

Le bégaiement est, selon moi, une modification particulière des contractions des muscles de l'appareil vocal; c'est une affection essentiellement nerveusequi a pour cause un manque de rapport entre l'influx nerveux qui suit la pensée et les mouvemens au moyen desquels on peut l'exprimer par la parole. Chez les bègues, l'irradiation cérébrale, qui commande aux muscles de l'articulation, se meut avec tant de rapidité que ceux-ci, suffoqués en quelque sorte par la cause incitante, tombent dans l'état tétanique et convulsif qui constitue le bégaiement; leur mesure de mobilité étant dépassée par l'excès d'inervation, ils se trouvent dans un état de faiblesse momentanée qui ne leur permet pas d'exécuter regulièrement les ordres trop rapides qu'ils reçoivent du cerveau. Pour étayer cette opinion, qui est à peu près celle de MM. *Voisin*, *Rullier* et *Astrie*, je ferai observer avec ces médecins distingués que les bègues ont presque tous l'imagination vive, et qu'ils se font en général remarquer par la pétulance de leur caractère. Je dirai de plus qu'ils bégaient beaucoup moins lorsque leur état de tranquillité morale rend la succession de leurs pensées moins rapide. J'ajouterai encore qu'étant très-jeunes ils parlent sans bégayer, de même qu'ils se trouvent débarrassés de leur infirmité lorsque l'âge avancé, en mûrissant leur esprit, a rendu moins prompte la succession de leurs idées, et a arrêté un peu l'élan de leur imagination. D'ailleurs ne voit-on pas le bégaiement cesser comme par enchantement lorsque les bègues chantent, déclament des vers, parlent en mesure selon la méthode que j'emploie, ou enfin lorsqu'ils ajoutent une idée accessoire quelconque à l'idée principale qui fait le sujet de ce qu'ils disent ?

Ce qui milite encore en faveur de cette hypothèse que les bègues pensent trop vite, non d'une manière absolue, mais d'une manière relative, c'est que certains idiots, et tous les individus dont l'intelligence est restreinte dans des bornes étroites, balbutient pour la plupart, mais n'offrent pas d'exemple de bégaiement. Ce qu'il y a de plus remarquable encore, c'est que les nègres, qui passent pour avoir moins d'imagination que nous, balbutient souvent, mais ne bégaient presque jamais, si j'en juge par le rapport qui m'a été fait par plusieurs de ces derniers et par des personnes qui ont habité longtemps l'Afrique et l'Amérique, ou qui ont voyagé dans ces deux parties du monde.

Comment se fait-il donc que les passions véhémentes, que la colère, qu'une injure grave, qu'un danger imminent, etc., fassent momentanément cesser le bégaiement? Cela tient peut-être à ce que l'excitation excessive que reçoit alors le cerveau se reporte un peu sur tous les autres organes, et que par cette espèce de répartition générale de l'influx nerveux les agens moteurs de la phonation sont moins excités qu'à l'ordinaire, et se trouvent par conséquent dans des conditions favorables pour exécuter plus régulièrement tous les mouvemens dont ils sont capables.

Si les bègues sont en général vifs et spirituels, ils sont en revanche susceptibles et timides; leur timidité excessive vient de la crainte qu'ils ont d'être raillés, et cette idée les occupe tellement qu'elle contribue à faire tomber leur langue dans un état spasmodique, qui tient cet organe enchaîné jusqu'à ce qu'il ne soit plus sous la même influence. Si l'on peut par une idée accessoire quelconque faire oublier aux bègues leur infirmité, et surtout les rendre moins timides, alors un grand changement s'opère, et les liens qui tiennent leur langue enchaînée se trouvent rompus comme par enchantement. M. le professeur *Désormeaux* a vu un jeune homme bégayant ordinairement beaucoup, qui faisait la conversation sans hésiter lorsqu'il était dans les ténèbres, ou lorsqu'il parlait dans un appartement voisin sans être vu de personne. Je connais un étudiant en médecine qui dans le monde bégaie d'une manière très-pénible, et qui s'exprime avec facilité lorsqu'il est sous le masque. Un ancien receveur de l'enregistrement de Saumur, qui avait une grande difficulté de parler, intrigua au bal masqué plusieurs de ses amis intimes, et la grande facilité qu'il avait alors pour s'exprimer fit que sa femme même ne put le reconnaître pendant sa nouvelle métamorphose.

M. le docteur *Sernin* de Narbonne, député de l'Aude et praticien très-distingué, m'a dit que lorsqu'il passa son premier examen de médecine, la timidité enchaîna si fortement sa langue qu'il ne put presque pas dire un mot, quoiqu'il connût parfaitement les matières sur lesquelles il était interrogé. A son second examen il répondit d'une manière brillante et avec tant de facilité, que les professeurs, avertis de son infirmité, ne pouvaient croire qu'il fût bègue. L'assurance qu'il avait que ses juges étaient prévenus de sa difficulté de parler, jointe à la certitude que ces derniers seraient indulgens s'il ne s'exprimait pas facilement, firent cesser momentanément son bégaiement habituel, et lui donnèrent comme par enchantement une facilité d'élocution qui étonna tellement tous les assistans, que dans un autre siècle on aurait crié au miracle.

Supposons un instant qu'un bègue, homme d'honneur dans l'opinion ou dans les préjugés de l'Europe, supposons, dis-je, qu'un bègue se sente frappé : jusque là il sera d'abord peu excité par le coup qu'il a reçu, et demandera dans sa susceptibilité naturelle, en bégayant horriblement: *qqqqq* qui est-ce *qqqqq*qui *mmmm* m'a *ffff*frappé? mais s'il vient à s'apercevoir qu'on a eu intention de l'insulter en le frappant, un changement soudain s'opère en lui; il est alors sur-excité; sa colère est si forte, et l'impression de l'injure qu'il a reçue est sentie si vivement par lui, que l'influx nerveux qui avait enchaîné sa langue, parce qu'il s'était accumulé sur cet organe seulement, se trouve par cela même modifié et réparti sur tous les autres organes, en sorte que les agens moteurs de l'articulation, cessant d'être en quelque sorte suffoqués par un excès d'excitation, reçoivent une nouvelle force, une vigueur telle que celui qu'on a vu un instant avant ne pas pouvoir dire un mot dispute avec feu, défend sa cause avec impétuosité, et jure surtout avec une énergie remarquable. L'anecdote suivante nous fournit un exemple de ce que nous venons d'avancer.

On rapporte qu'un jour, dans une rue de Lyon, un colporteur marchand de bas, affligé d'un bégaiement excessif, s'étant, pour offrir sa marchandise, adressé à un jeune homme qui par hasard avait la même infirmité que lui, ce dernier, croyant que l'autre voulait le railler, lui dit des injures en bégayant; celui-ci de répondre sur le même ton : les voilà qui se battent, et qui entrent dans un état de colère si violent que leur bégaiement cessa momentanément. Ce qui rend encore plus plaisante cette aventure, c'est qu'ils disaient tous les deux sans hésiter aux personnes que cette rixe avait fait assembler : *Vous avez tort de le soutenir, vous voyez bien qu'il ne bégaie pas, il voulait me railler*. Ce n'est qu'un instant après qu'on s'assura qu'ils étaient l'un et l'autre bègues, et que l'excès de leur emportement avait brisé pour quelques minutes les liens qui ordinairement tenaient leur langue enchaînée.

Les faits suivans prouvent d'une manière encore plus concluante combien grande est l'influence des impressions vives sur les organes de la parole. M. le professeur *Esquirol* rapporte, dans sa thèse inaugurale, qu'un homme accidentellement muet souffrait depuis long-temps les injures et le mépris de sa femme; et qu'un jour, étant plus maltraité que de coutume, il se mit dans un état si violent de colère, que sa langue, qui était ordinairement comme paralysée, recouvra sa liberté, et qu'il put rendre avec usure à cette mégère les injures dont depuis long-temps elle se plaisait à l'accabler.

L'histoire, ainsi que le rapporte *Hérodote*, nous apprend que le fils de *Crésus*, devenu muet sans cause connue, voyant dans un jour de bataille, son père sur le point d'être percé par le glaive d'un soldat qui le poursuivait sans le connaître, fit un tel effort pour parler qu'il recouvra la parole et s'écria : *Arrête! arrête! soldat, ne tue pas Crésus.*

Pausanias rapporte aussi qu'un jeune homme accidentellement muet recouvra la faculté de parler à la suite d'une vive frayeur que lui causa la vue d'un lion.

J'ai vu à Strasbourg une jeune juive devenue muette depuis un jour qu'on la trouva endormie la tête nue au soleil, qui tout-à-coup avait recouvré deux ans après la parole par un effort violent qu'elle fit pour crier, voyant brûler la maison qu'elle habitait. Il n'est resté de mutisme complet de cette jeune fille qu'une certaine hésitation en parlant; c'est même en la questionnant sur cette difficulté de parler, plus rare chez les femmes, qu'elle me raconta les circonstances que je viens de rapporter.

Ces quatre observations me portent à croire que ceux qui en font le sujet avaient accidentellement les agens moteurs de l'articulation paralysés, et que si ceux-ci ont recouvré la faculté de se mouvoir, c'est parce qu'une grande somme d'excitation nerveuse est venue, en leur imprimant une vive secousse, les tirer de la torpeur où ils se trouvaient depuis long-temps. Chez ces derniers une absence d'énergie nerveuse enchaînait les organes de la parole, tandis que chez les bègues au contraire les muscles de la phonation se trouvent comme suffoqués par la trop grande accumulation de la cause incitante de leur mouvemement; ce qui les fait tomber dans l'état de spasme qui résulte du défaut d'harmonie entre leur mobilité possible et la succession trop rapide des idées : celles-ci devraient être émises plus lentement, pour donner à la langue et aux autres organes de la parole le temps d'exécuter sans confusion, et sans tomber dans l'état de faiblesse relative, les ordres trop multipliés et trop rapides qui sont transmis par le cerveau.

CHAPITRE IX.

INFLUENCE DE L'AGE SUR LE BÉGAIEMENT.

Ex defectu irritabilitatis, plurimi in senibus musculi languent, mollesque pendent.

HALLER, *Elém. physiol.* tom. VIII, lib. 30.

L'âge a une très-grande influence sur l'affection qui nous occupe, et la guérison spontanée du bégaiement chez les vieillards dont les années ont sensiblement affaibli l'énergie musculaire est le plus puissant argument qu'on puisse opposer à *Sauvages*, à M. Itard, et à tous les auteurs qui veulent que ce vice du langage soit le résultat d'une faiblesse des muscles de l'articulation.

Chez les personnes âgées, l'irradiation cérébrale se meut plus lentement, l'influx nerveux jaillit avec moins d'impétuosité, enfin leurs idées se succèdent moins rapidement; il en résulte que les organes de la parole peuvent exécuter sans confusion tous leurs mouvemens dont la vitesse est en rapport avec la cause incitante.

Les enfans, ainsi que les vieillards, ne bégaient pas; chez eux, comme chez ces derniers, l'énergie musculaire est faible, et la difficulté qu'ils ont de s'exprimer n'est autre chose que le balbutiement enfantin; c'est donc mal à propos qu'on a regardé comme un véritable bégaiement la défectuosité de leur langage primitif. Lorsqu'ils doivent être bègues, ce n'est qu'à l'époque où ils parlent naturellement avec netteté, c'est-à-dire aux environs de quatre à cinq ans, qu'on peut bien distinguer les répétitions vicieuses accompagnées d'un spasme vocal, qui caractérisent le bégaiement proprement dit. Cette infirmité se prononce davantage vers la septième ou la huitième année, à cause de leur excessive timidité; depuis cette époque jusqu'à la puberté, où l'intelligence s'est plus développée, ce vice de la prononciation ne fait qu'augmenter; il reste stationnaire jusqu'à l'âge mûr, époque où il diminue insensiblement, pour cesser entièrement dans la vieillesse.

J'ai un de mes parens qui bégayait beaucoup pendant qu'il était jeune, et qui présente à peine aujourd'hui des traces de son ancienne infirmité. Je lui ai demandé ce qu'il avait fait pour faire cesser sa difficulté de parler; il attribue, dit-il, ce changement à ce qu'étant moins vif et plus modéré aujourd'hui, il exprime ses idées avec plus d'ordre et parle avec plus de lenteur.

Encore une des principales raisons qui contribuent également à faire cesser, ou du moins à modifier le bégaiement chez les personnes âgées, c'est qu'en vieillissant elles sont devenues moins timides, et ont en général moins d'embarras et de contrainte que lorsqu'elles étaient jeunes, parce qu'elles sont peu excitées par les différentes affections de l'âme, qui, comme je l'ai déjà dit, ont une grande influence sur la voix et la parole. La confiance, l'intimité, le manque de gêne et de contrainte, si naturelles aux vieillards, leur donnent une assurance qui souvent est seule capable d'effacer, pour ainsi dire, la difficulté de langage qu'ils avaient pendant leur jeunesse.

Quoique les personnes affectées de bégaiement soient à peu près sûres de voir cesser leur infirmité en vieillissant, je ne crois pas qu'il puisse s'en trouver qui, au lieu d'employer la gymnastique vocale, que je vais bientôt indiquer, aient la patience d'attendre leur guérison des progrès de l'âge ou d'autres circonstances singulières et fortuites dont parlent *Blankard* et quelques auteurs anciens, entre autres *Timée*[1], qui rapporte qu'un enfant bègue recouvra le libre usage de la parole vers l'âge de onze ans, à la suite d'une fièvre quotidienne.

[1] Casus medicinales.

CHAPITRE X.

INFLUENCE DU SEXE.

> Les femmes parlent plus tôt, plus aisément et plus agréablement que les hommes.
>
> J. J. Rousseau, (*Emile.*)

Depuis que j'ai fondé à Paris un établissement spécial pour le traitement médico-chirurgical de tous les vices de la parole et de la voix, j'ai été à même d'observer un grand nombre de bègues. Malgré la position favorable dans laquelle je me suis trouvé, par une espèce de fatalité, j'ai été longtemps sans rencontrer, parmi les personnes que j'ai traitées, des femmes affectées de bégaiement proprement dit.

L'extrême rareté du bégaiement chez les femmes m'a paru si grande que j'ai cru, jusqu'à une époque qui ne remonte qu'à quelques mois, qu'elles avaient seules le précieux avantage de pouvoir parler sans bégayer, et que la nature leur avait peut-être accordé ce noble privilége comme une légère compensation des nombreuses maladies qu'elles ont de plus que nous. Lors de la publication de la première édition de cet ouvrage, j'étais tellement pénétré de cette idée, que j'ai dit dans le même chapitre qu'il était possible, et même probable, que le petit nombre de femmes bègues citées par les auteurs, étaient affligées de tout autre vice du langage, qui avait été confondu avec le vrai bégaiement. On concevra facilement que j'aie pu avoir quelques doutes à cet égard, lorsqu'on saura que j'ai été fort long-temps obligé de m'en rapporter aux observations des autres, n'ayant pas eu l'occasion d'en observer moi-même, malgré les nombreuses recherches que j'ai pu faire. Depuis environ six mois, tous mes doutes ont cessé; et, par un heureux hasard, j'ai traité depuis cette époque neuf ou dix femmes bègues, et il résulte de mes observations, 1° que sur vingt personnes affectées de bégaiement, il y a dix-huit ou dix-neuf hommes pour deux deux femmes; 2° que cette infirmité est plus difficile à guérir chez ces dernières, parce qu'en général elles sont susceptibles de moins de persévérance et de moins d'attention; 3° enfin, que ce vice de la parole consiste le plus souvent chez elles, plutôt en un certain silence momentané, accompagné de grimaces et de mouvemens convulsifs de la mâchoire et des lèvres, qu'en un vrai bégaiement caractérisé par des répétitions désagréables de certaines syllabes.

M. *Astrié*, dans son excellente dissertation

sur le bégaiement, cite une famille où le père, la mère, les frères, les sœurs sont tous extrêmement bègues. Il est très-curieux, dit-il, de voir tout le ménage réuni, et d'entendre ce singulier concert de bégaiement.

L'éloquent philosophe de Genève s'exprime ainsi à l'égard du sexe : « Les femmes ont la langue flexible ; elles parlent plus tôt, plus aisément et plus agréablement que les hommes. La bouche et les yeux ont chez elles la même activité : toujours occupées de plaire, observant avec la plus persévérante attention tout ce qui se passe autour d'elles, toujours habiles à profiter de leurs avantages, et réduites, d'après la nature de nos mœurs et de nos sociétés, à ne briller que par le chant, la danse et surtout par la conversation, elles se livrent à ces exercices avec une vive ardeur, et y excellent plus que les hommes. Tout le système nerveux est d'ailleurs plus développé chez elles ; les impressions qu'elles reçoivent sont plus multipliées et plus vives, et dès lors elles ont un grand nombre de sensations, de mouvemens intérieurs à faire connaître. Avides de pénétrer les secrets des hommes, de s'assurer sans cesse de l'état de leur cœur, c'est la parole qui est pour elles l'instrument le plus utile et le plus indispensable à leur bonheur. »

Ayant dit plus haut que l'exubérance relative des pensées pouvait être une des causes du bégaiement, comment se fait-il donc que les femmes, qui pensent plus vite que nous, ne bégaient presque jamais?

La cause de cette particularité ou plutôt de ce privilége est assez difficile à expliquer; je vais cependant donner mon opinion à cet égard :

La facilité avec laquelle les idées s'associent dans l'esprit diffère dans tous les individus, et il est prouvé qu'en général les femmes ont à cet égard quelque supériorité sur les hommes; de là cette vivacité d'imagination, cette facilité du langage, cette aisance d'expression et de pensées; d'ailleurs la coquetterie et l'envie de plaire, si naturelles à ce sexe, font que les jeunes filles s'étudient de bonne heure à corriger toutes leurs petites imperfections physiques, principalement celles de la parole, parce que, comme l'a dit *Rousseau* : « Le talent de parler tient le premier rang dans l'art de plaire ; c'est par lui seul qu'on peut ajouter de nouveaux charmes à ceux auxquels l'habitude accoutume les sens. » Personne n'ignore que les petites filles ont déjà un babil agréable à l'âge où les garçons savent à peine articuler quelques syllabes. Une jeune personne de quinze ans s'exprime avec finesse et surtout avec facilité, et fait déjà les délices d'une société dans laquelle un jeune homme de même âge resterait muet ; semblables à ces arbres hâtifs qui, n'opposant à la sève qu'une substance tendre et légère, se couvrent de feuilles et de fleurs long-temps avant que les autres aient senti les approches du printemps. La constitution des femmes, qui est plus mobile, se prête mieux que la nôtre à tous les mouvemens ; et la mollesse qui est particulière à tous leurs organes rend plus flexibles ceux de la voix et de la parole, qui ont moins besoin que les nôtres des ressources de l'art pour atteindre le degré de perfection dont ils sont susceptibles. C'est probablement pour cela que dans tous les pays on voit un plus grand nombre d'artistes dramatiques du premier ordre chez les femmes que parmi les hommes; c'est surtout dans les organes de la voix modulée que cette mobilité et cette souplesse sont encore plus remarquables. Quel est celui de notre sexe qui a fourni l'exemple d'un gosier aussi flexible que celui des *Catalani*, des *Pasta*, des *Sontag*, des *Malibran-Garcia*? le violon de *Paganini*, la flûte de *Tulou*, la lyre d'*Amphion* ne se prêteraient pas mieux à toutes les difficultés, et ne produiraient pas un effet aussi magique! Une constitution plus humide, plus sensible, plus déliée, un système nerveux plus développé et peut-être plus parfait, font que les femmes savent mieux que nous mesurer et mettre en harmonie la succession de leurs idées, et la mobilité possible des puissances motrices des agens de la parole. Le docteur *Roussel* a dit que ce sexe qui nous enchante ayant à mouvoir de moindres masses que nous, il s'en suit qu'il doit savoir mieux les diriger.

Enfin un argument qui milite en faveur des causes finales, c'est que la nature, qui a donné à la femme plus de désirs et surtout plus de besoin de parler, n'a pas voulu lui ôter les moyens de pouvoir exprimer facilement, par la parole, les impressions diverses et les sensations multipliées qu'elle veut sans cesse faire connaître. Étant d'ailleurs condamnée à rester chez elle et à s'occuper des soins domestiques qui la rendent sédentaire, elle est obligée de s'exercer très-souvent à parler, soit pour l'éducation de ses enfans, soit pour se distraire et égayer, par quelques propos spirituels et piquans, les personnes avec qui elle vit, soit, enfin, comme cela arrive souvent, pour fournir sa part d'un insipide jargon de modes, de galanterie ou de propos aiguisés par la malignité.

Il faut avouer, à la gloire des femmes,

que dans l'art de la conversation, des observations fines, de la perfection du langage, elles nous surpassent de beaucoup; de même que, sentant plus vivement que les hommes, elles ont le tact plus délicat et savent mieux qu'eux faire tout avec grâce et facilité. Les termes propres, les expressions choisies, les choses agréables, semblent avoir fixé leur séjour sur leurs lèvres, et venir s'y placer aussi naturellement que le gracieux sourire qui nous enchante et nous séduit.

CHAPITRE XI.

INFLUENCE DES SAISONS ET DE LA TEMPÉRATURE.

Tout ce qui agit physiquement ou moralement sur nous peut augmenter ou diminuer le bégaiement.

J'ai observé déjà plusieurs fois chez les bègues que j'ai traités que les changemens de saison et les variations brusques dans la température de l'air avaient une grande influence sur le bégaiement. La plupart d'entre eux jugeaient d'avance, par la difficulté qu'ils éprouvaient à parler, qu'un changement plus ou moins considérable allait avoir lieu dans l'atmosphère.

Pendant l'hiver et l'été j'ai remarqué que le bégaiement augmentait, et que le printemps et l'automne étaient plus favorables, si surtout ces saisons étaient tempérées et humides; l'air sec des gelées et des grandes chaleurs agit en sens inverse.

Cette affection est aussi plus sensible le matin que dans la journée; cela tient peut-être à ce que l'intelligence est plus facile alors, *aurora musis amica*, et que l'irradiation cérébrale qui suit la pensée jaillit avec plus de vitesse qu'à tout autre moment du jour, et permet alors encore moins que l'émission trop rapide des idées soit en rapport avec la mobilité possible des organes qui doivent les rendre. Le cerveau commande; la langue, qui veut obéir trop vite, tombe suffoquée, par l'accumulation de la cause incitante, dans l'état de faiblesse relative qui caractérise le bégaiement.

Cette opinion paraîtra peut-être hasardée, je m'y attends; mais je la trouve plus rationnelle, et surtout plus conséquente avec ce que j'ai dit, que celle émise par MM. *Voisin* et *Astrié* [1]. Le premier de ces médecins dit [2]

[1] Dissertation inaugurale. Montpellier, 1824.

[2] Mémoire sur le Bégaiement, pag. 24.

« que si le bégaiement est plus sensible le matin que dans le reste de la journée, cela tient à l'engourdissement dans lequel se trouve le système nerveux pendant tout le temps consacré au repos, engourdissement que partagent conséquemment tous les muscles de la vie de relation, qu'une volonté tiède et encore indéterminée n'anime pas assez puissamment. Le soir, au contraire, tous les phénomènes de la vie s'enchaînent avec plus de rapidité; les excitations continuelles reçues pendant la journée ont précipité les battemens du cœur et augmenté la sensibilité générale; les fonctions de l'intelligence sont plus faciles [1], les déterminations plus promptes, la volonté plus ferme, et par cela même, la prononciation paraît dégagée de ses entraves. »

Si les choses avaient lieu, comme le dit M. *Voisin*, le bégaiement devrait diminuer le matin au lieu d'augmenter, puisque les bègues

[1] L'expérience nous apprend tous les jours que l'intelligence est moins facile le soir que le matin. Tout le monde est d'accord à cet égard.

sentent s'accroître leur infirmité lorsque leur système nerveux se trouve excité par l'impression même la plus légère, tandis que le contraire a lieu lorsque l'activité de leur cerveau est un peu ralentie par une cause physique ou morale quelconque.

J'ai également souvent observé que lorsque les bègues viennent de faire un exercice violent, et que surtout ils ont très-chaud, leur difficulté de parler est tellement augmentée qu'il leur est quelquefois impossible de dire un mot et d'articuler même les syllabes qu'ils prononcent de coutume sans hésitation.

CHAPITRE XII.

INFLUENCE DE L'IMITATION.

Les pères et mères sont des modèles que le respect et l'habitude disposent naturellement à imiter.

BOUDIER DE VILLEMERT, *Philos. du beau sexe*, pag. 153.

Il paraît, d'après plusieurs observations authentiques, que le bégaiement peut s'acquérir par l'imitation; il en est à cet égard pour ce vice du langage comme pour la plupart de ceux que j'ai déjà signalés.

M. le professeur *Désormeaux* raconte qu'un homme fort distingué dans les lettres était devenu bègue parce que, vivant dans sa jeunesse avec un de ses amis affecté de bégaiement, il s'était plu à parler comme lui. Dans le principe il se faisait un jeu de le contrefaire, mais plus tard il l'imitait involontairement, et ce n'est qu'à l'aide d'un travail assidu et de beaucoup de persévérance qu'il parvint à se défaire de cette habitude vicieuse, qu'il avait acquise par sa faute.

M. de Lav***, officier d'état-major, à qui j'ai donné quelques conseils, m'a assuré qu'il était devenu bègue parce qu'étant au collége il avait voulu imiter un de ses condisciples affecté de bégaiement, et qui à cause de son infirmité était dispensé de réciter aucune leçon. Il réussit si bien à contrefaire ce dernier, qu'en peu de temps il ne put parler qu'avec une grande difficulté, ce qui l'exempta, comme son ami, des leçons pour lesquelles il avait tant de répugnance. Dans le principe il n'était bègue que par paresse, mais plus tard il le devint par nature; et ce n'est pas sans beaucoup d'efforts qu'il a vu disparaître en partie une infirmité qu'il avait acquise si facilement par imitation.

Le docteur *Astrié* cite dans sa dissertation sur le bégaiement l'observation suivante: un de ses amis, actuellement docteur en médecine, s'avisa, à l'âge de six à sept ans, d'imiter une personne bègue, si bien qu'il continua malgré lui pendant plusieurs années ; il est depuis long-temps parfaitement guéri, et c'est un plaisir pour lui d'avoir cette occasion de publier la reconnaissance qu'il conserve encore pour le frère de l'illustre *Pinel*, qui, ayant été son précepteur, parvint, à force de conseils et de soins bien dirigés, à lui rendre le libre exercice de la parole.

J'ai logé l'année dernière chez une dame qui a bredouillé pendant plusieurs années, parce que, pendant le séjour qu'elle fit dans sa jeunesse en Amérique, elle s'était plu à contrefaire une de ses amies qui parlait d'une manière très-peu intelligible ; ce n'est même qu'à son retour dans sa patrie que son infirmité a cessé entièrement. Les railleries fréquentes auxquelles elle était en butte, et peut-être un peu la coquetterie, le plus vif stimulant de son sexe, l'ont rendue capable des plus grands efforts et d'un travail opiniâtre ; aujourd'hui elle a dans toute son intégrité la faculté de parler, dont elle tire un très-bon parti, car elle dit très-distinctement de fort jolies choses.

J'ai traité, il y a quelque temps, un ouvrier tailleur qui était devenu bègue parce que, dans l'intention de se faire exempter du service militaire, il avait cherché à imiter les personnes affectées de bégaiement; il n'eut besoin que de quelques mois d'exercice pour avoir réellement l'infirmité qu'il ne voulait que simuler, et son stratagème lui réussit si bien qu'il fut réformé. Ce n'est qu'avec beaucoup de peine et de soins que je suis venu à bout, quatre ans après, de le débarrasser d'un vice qui a exigé moins d'application pour être gagné que d'efforts et de persévérance pour être guéri.

Personne n'ignore que c'est l'imitation seule, et non une disposition particulière, qui fait que dans chaque province on prononce les mots d'une manière plus ou moins défectueuse; les uns grasseyent, les autres disent, comme les Gascons, B pour V, *et vice versâ*; ceux-ci, comme les Parisiens de bon ton, ne prononcent pas la lettre R; ceux-là donnent au CH le son de l'S. Enfin toutes ces défectuosités du langage, résultat de l'imitation, sont tellement enracinées chez certains individus, qu'ils ne peuvent s'en défaire, et qu'ils n'ont que quelques mots à dire pour qu'on devine s'ils sont des bords de la Durance ou de la Garonne. Plusieurs maladies nerveuses ont souvent également pour cause principale l'imitation; l'épilepsie, l'hystérie, la manie, le bâillement, etc., etc., sont de ce nombre.

Les faits suivans prouvent encore, d'une manière aussi concluante, les résultats pernicieux de l'imitation.

L'un de mes amis, M. le docteur *Deganosse*, m'a dit avoir vu une jeune personne devenue louche parce qu'elle s'était plu à imiter souvent sa bonne, qui était affligée de strabisme. M. Jules *Cloquet* [1] pense aussi que cette infirmité est souvent l'effet de l'imitation et du jeu que les enfans se font de

[1] Dict. de méd., t. 19, pag. 534, art. *strabisme*.

loucher volontairement; il ajoute de plus qu'il connaît une demoiselle affectée de strabisme qui n'a pas d'autre origine. *Buffon* et M. le professeur *Roux* partagent la même opinion, et disent, comme le chirurgien que je viens de citer, que cette imperfection de la vue et beaucoup d'autres infirmités se développent souvent sous l'influence de la cause que j'ai signalée.

Ces observations curieuses devraient engager les parens à faire en sorte que leurs enfans aient le moins possible des rapports avec les personnes affectées de bégaiement; ils feraient également très-bien de leur interdire le plaisir dangereux de l'imitation, dans un âge où la jeunesse contracte encore plus facilement les mauvaises habitudes que les bonnes. *Gereus in vitium flecti*, dit Horace dans son Art poétique.

CHAPITRE XIII.

INFLUENCE DE L'EDUCATION.

L'enfant est porté, par son organisation, à appliquer ses sens; il regarde, il écoute, il palpe, il flaire, il touche tous les objets qui sont à sa portée; il est essentiellement observateur.

GUERSENT, *Dictionn. de méd.*, t. 8, pag. 85.

L'éducation qui facilite le développement de notre intelligence, et l'ignorance qui en restreint les limites, ont aussi une grande influence sur l'affection qui fait le sujet de ce chapitre. Cela est si vrai que les moyens curatifs que je vais bientôt indiquer seront employés avec plus de succès chez les personnes qui ont reçu une certaine éducation, parce qu'elles sentent mieux toute l'importance de rendre facilement leurs idées par la parole.

Celles, au contraire, qui sont dans des circonstances opposées obtiendront rarement des résultats heureux des efforts toujours trop faibles et trop peu soutenus qu'elles auront pu faire. Ne sentant pas tout le prix de la parole, aucun stimulant moral ne les excite, leur infirmité souvent, loin de diminuer, ne fait qu'augmenter; et l'on voit ces malheureux finir par ne plus parler, fuir la société des autres hommes, et même quelquefois devenir complètement idiots.

L'éducation des organes de la parole est de la plus haute importance; si nous voyons un plus grand nombre de bredouilleurs dans les villes que dans les campagnes, dans les classes aisées que parmi les malheureux, c'est que les enfans des riches, élevés dans la chambre de leur mère et sous les ailes de leur bonne, n'ont besoin que de marmoter quelques sons pour être compris ou plutôt pour être devinés. Habitués à parler ainsi, leurs organes ne font aucun effort pour articuler nettement, et ils finissent par devenir inintelligibles en grandissant. Les enfans des campagnes parlent plus tard, mais ils le font plus distinctement, parce qu'on ne les a pas trop pressés de parler, et que d'ailleurs souvent ils se trouvent aux champs, éloignés de leurs parens, où ils sont forcés de s'exercer à se faire entendre de loin, et à bien prononcer chaque syllabe s'ils veulent être compris.

Si l'on interroge l'enfant d'un villageois, la timidité peut l'empêcher de parler, mais, s'il dit quelque chose, il sera compris, et n'aura pas besoin d'un interprète, comme les enfans des riches, qui ne savent souvent articuler que quelques monosyllabes. L'extrême attention qu'on apporte à tout ce qu'ils disent, jointe à la manie qu'on a non seulement de deviner ce qu'ils veulent en voyant bouger leurs lèvres, mais même d'altérer la prononciation des mots, sous prétexte de la leur rendre plus facile, font qu'ils se dispensent de bien articuler, et que plusieurs d'entre eux conservent un parler confus qui les rend presque inintelligibles. On doit donc ne pas les forcer à articuler trop tôt, parce que le grand empressement qu'on apporte à vouloir les faire parler de bonne heure produit l'effet directement opposé.

Encore une raison qui fait que les enfans des villes parlent moins distinctement que ceux des campagnes, c'est que les premiers, dans les colléges et autres pensions, obligés d'apprendre par cœur, bredouillent en étudiant, et s'habituent ainsi à prononcer mal; ils balbutient au contraire lorsque, récitant leurs leçons comme des perroquets, ils cherchent avec effort un mot que leur mémoire infidèle leur a fait oublier.

Les parens devraient donc recommander aux maîtres de faire parler distinctement et lentement les enfans lorsqu'ils récitent, et de leur défendre d'étudier autrement qu'à voix basse.

Il serait également fort avantageux de les exercer quelquefois à la déclamation et à la lecture en public. On les empêcherait ainsi de contracter et de conserver ces vices si fréquens de la prononciation, qui souvent n'ont d'autres sources que celles que nous venons de signaler.

CHAPITRE XIV.

Espèces, variétés et phénomènes caractéristiques du bégaiement.

Le bégaiement est évidemment une modification de la contraction des muscles de la parole.
MAGENDIE. *Dict. de méd. pratique*, p. 67, t. IV.

Dans le travail sur le bégaiement que j'ai présenté, il y a près de trois ans, à la Société médicale d'émulation de Paris, ainsi que dans la première édition de mon ouvrage, j'avais signalé dans cette affection essentiellement nerveuse seulement deux espèces bien tranchées; mais, ayant été à même d'observer depuis plusieurs variétés de ces deux espèces de bégaiement, je crois qu'il est bon que je dise quelques mots à cet égard avant de parler des moyens curatifs qu'elles réclament.

Pour ne pas changer la première classification que j'avais faite de l'infirmité dont je m'occupe, je divise encore le bégaiement en deux classes principales. La première, à laquelle, à cause de l'analogie que j'ai cru lui trouver avec la danse de *Saint-Guy* ou *chorée*, j'ai donné le nom de *labio-choréique*, consiste dans une succession plus ou moins rapide de mouvemens convulsifs exécutés par les lèvres, la langue, la mâchoire inférieure, etc., etc. Ce genre de bégaiement, le plus commun de tous, qui donne naissance aux répétitions désagréables, *bbbb*, *tttt*, *qqqq*, *mmmm*, offre quatre variétés que je distingue :

1°. En *labio-choréique avec bredouillement*; ceux qui en sont affectés, remarquables par la vivacité de leur esprit et par la promptitude avec laquelle ils veulent parler, bégaient presque sur toutes les syllabes, et joignent à leur bégaiement ce vice de la parole appelé bredouillement, que j'ai décrit page 85, qui consiste à prononcer confusément les mots avec tant de rapidité, qu'ils sont coupés et articulés à demi. Cette variété de bégaiement est très-commune; un membre très-distingué de l'Académie de médecine en offre un exemple.

2°. En *labio-choréique difforme*, caractérisé par des grimaces et des mouvemens convulsifs des muscles de la face, des paupières, du front, des sourcils, du nez, des lèvres, etc., etc., et suivi des répétitions *qqqqq*, *tttt*, *mmm*, qui constitue le bégaiement.

3°. En *labio-choréique muet*, qui se distingue par les mouvemens convulsifs de la langue, des lèvres et de la mâchoire inférieure, qui se font sans bruit et sans qu'on entende les répétitions *bbb*, *ppp*, *qqq*, qui caractérisent le bégaiement *labio-choréique* proprement dit. Cette variété se rencontre plus souvent chez les femmes, qui, ayant plus de coquetterie que nous, font plus attention à ne pas faire entendre les répétitions désagréables pour les auditeurs.

4°. En *labio-choréique-lingual*, que l'on reconnaît à la sortie de la langue qui franchit les arcades dentaires lorsque les lettres *dentales* et *palatales* doivent être articulées. J'ai remarqué quatre fois cette variété, entre autres chez M. *Auburtin*, qui était attaché à la maison de la duchesse de Berri ; et chez M. *Mestres*, officier des douanes de Rochefort [1].

La seconde espèce de bégaiement, que j'ai appelé *gutturo-tétanique*, est caractérisée par une sorte de raideur tétanique de tous les muscles de la respiration, et principalement de ceux du larynx et du pharynx. Cette espèce, qui est la plus pénible, et qui est tou-

[1] C'est surtout dans cette variété de bégaiement que mon refoule-langue est indispensable.

jours accompagnée d'efforts plus ou moins grands pour articuler, se distingue *surtout* par quelques intervalles de silence, par l'immobilité de la langue, par le resserrement de la glotte, et une espèce de suffocation momentanée occasionée par la constriction de tout le larynx et le rapprochement des cordes vocales. Ce genre de bégaiement, que l'on remarque fort souvent dans l'articulation des vocales A, E, I, O, U, a lieu ordinairement sur les consonnes gutturales C et G durs, K et Q, et doit être, selon moi, divisé en cinq variétés que je distingue :

1°. En bégaiement *gutturo-tétanique muet;* ceux qui en sont affectés restent plus ou moins long-temps comme s'ils étaient muets, et, quoique paraissant ne faire aucun effort pour parler, ne parviennent à articuler quelques mots privilégiés qu'après avoir fait plusieurs petites inspirations successives qui donnent naissance à un bruit sourd qui imite assez bien le sifflement d'un obus qui n'a presque plus de force. J'ai rencontré deux exemples de ce bégaiement; l'un des deux sujets, qui est M. *Gaymuler* fils aîné, demeurant rue de Vaugirard, n° 55, a été présenté à l'Académie de médecine.

2°. En bégaiement *gutturo-tétanique intermittent;* cette variété, qui reste quelquefois des heures, ou plus ou moins long-temps, sans paraître, se manifeste souvent d'une manière si forte, que les personnes chez qui on l'observe ne peuvent pendant quelques instans proférer un seul mot, et font entendre seulement un son sourd et saccadé, semblable à celui qui résulterait d'une longue série d'E muets. Lorsque ceux qui bégaient ainsi sont parvenus à articuler facilement un ou deux mots, ils peuvent alors parler long-temps, sans hésitation, et sans qu'on s'aperçoive de leur infirmité. J'ai observé trois fois cette variété; un élève de l'École des arts de Charonne, qui m'a été adressé par M. *Lisfranc*, m'en a également offert un exemple.

3°. En bégaiement *gutturo-tétanique canin*; cette variété est ainsi appelée parce que, pour articuler les syllabes qui exigent quelques efforts, les bègues font entendre les répétitions désagréables *ao*, *ao*, *ao*, qui imitent assez bien l'aboiement de certains chiens de chasse. M. *Mathieu* fils, de Beaumont, département de l'Yonne, que j'ai présenté à l'Académie, était affligé de ce genre de bégaiement.

4°. La quatrième variété, avec balbutiement, est le *bégaiement gutturo-tétanique* proprement dit, qui est accompagné d'une autre hésitation dépendante d'une maladie du cerveau ou de toute autre cause que nous avons signalée dans le chapitre qui traite du balbutiement.

Enfin la cinquième variété, appelée *gutturo-tétanique épileptiforme*, se reconnaît aux phénomènes suivans : à l'instant où celui qui en est affligé veut parler, des convulsions extrêmement fortes des muscles de la poitrine, de l'abdomen, du cou, de la peau, des membres supérieurs, donnent naissance à des contorsions et à des mouvemens semblables à ceux que l'on remarque pendant une attaque d'épilepsie. En même temps les veines du cou se gonflent, le visage devient rouge et quelquefois livide, les yeux s'injectent et semblent sortir des orbites, la physionomie perd la noblesse de son expression, et les malheureux bègues n'obtiennent, le plus souvent de tous ces efforts que l'articulation d'une ou deux syllabes, et ne peuvent faire entendre qu'un bruit désagréable imitant assez bien le cri d'un porc qu'on égorge. J'ai déjà eu l'occasion d'observer deux fois ce genre de bégaiement, et l'un des sujets, M. *Lenoir* fils, rue Saint-Hyacinthe, n° 1., a été présenté à l'Académie de médecine.

Il reste encore un autre genre de bégaiement assez fréquent, que j'appelle mixte parce qu'il est caractérisé par la réunion d'une ou plusieurs des variétés que je viens d'indiquer.

Dans un mémoire, remarquable sur le bégaiement, publié dans les journaux très-long-temps après le travail que j'ai présenté à la Société médicale d'émulation de Paris, M. *Serre*, d'Alais, a émis des idées qui ne diffèrent pas beaucoup des miennes. Comme moi il voit dans le bégaiement deux états nerveux : l'un analogue à la danse de Saint-Guy, et l'autre à la raideur tétanique. J'ai l'intime conviction que ce jeune médecin, déjà distingué dans la littérature et dans la pratique médicale, n'avait pas connaissance de mon travail lorsqu'il a publié son mémoire, long-temps après; je pense au contraire qu'étant lui-même bègue, et que, s'étant, ainsi que moi, occupé spécialement du bégaiement, il a remarqué les mêmes phénomènes, qui n'avaient échappé aux autres observateurs que parce qu'ils n'ont pas cessé de partager les idées que les anciens auteurs avaient émises sur l'affection qui nous occupe. J'indiquerai dans un autre chapitre les moyens principaux que j'emploie pour combattre tous les genres de bégaiement dont j'ai indiqué les nuances et esquissé le tableau. Mais je dois d'avance prévenir mes lecteurs qu'ils sont si nombreux et si variés, qu'il me sera impossible de parler de tous en particulier, d'une part, parce que n'offrant pas un caractère général, ils seraient peu utiles; et de l'autre, parce qu'ils demandent des modifications qui sont subordonnées à l'intelligence de chaque individu, et qu'ils ne peuvent être convenablement appliqués qu'après une longue expérience et une grande habitude.

Ce qui est extrêmement remarquable dans le bégaiement, c'est que certaines consonnes soient plus fréquemment et plus fortement bégayées devant telle voyelle que devant telle autre. Par exemple : la syllabe *co* exige ordinairement moins d'effort de la part des bègues que la syllabe *ca*, quoique ces derniers éprouvent moins de difficulté pour produire le son de la voyelle isolée *a* que pour articuler celui de la voyelle *o* dans les mêmes circonstances.

Telle syllabe, même difficile pour les bègues, est quelquefois prononcée facilement par eux, si elle est précédée d'une autre qui laisse leur langue dans une situation favorable; c'est pour cette raison qu'ils ont en général plus de peine pour articuler les lettres qui commencent une phrase, et que leur infirmité est plus sensible dans les premiers mots qu'ils adressent aux personnes avec lesquelles ils ne sont pas encore familiarisés. Certains bègues, pour rendre moins visible leur infirmité, usent de différens artifices et masquent plutôt les difficultés qu'ils ne les surmontent. Quelques-uns font précéder les mots difficiles par des mots qui placent leur langue dans des positions qui se rapprochent plus ou moins, de celle que cet organe doit prendre lorsque ma méthode est employée. Ainsi ils joignent le plus souvent possible les articles *le*, *la*, *les*, aux substantifs qu'ils veulent nommer, parce que, pour la plupart d'entre eux, ces articles n'exigent aucun effort pour être prononcés, la face inférieure du sommet de la langue devant être, comme dans ma méthode, portée vers le palais. M. de *La P****, élève à l'École Polytechnique, et M. *Blondel*, professeur de mathématiques à Versailles, qui font l'un et l'autre le sujet de deux observations qui sont à la fin de cette brochure, usaient souvent de ce stratagème. Le docteur *Serre* d'Alais, cite un jeune villageois du midi de la France qui, afin d'obtenir le même résultat, employait l'article patois *lou*.

Tel bègue qui ne peut pas prononcer les mots *travail*, *canon*, *Parisien*, les articulera facilement s'il dit le *travail*, le *canon*, le *Parisien*, ou s'il remplace l'article par un monosyllabe facile. Ainsi il dira sans effort un *travail*, cinq *canons*, huit *Parisiens*, parce que les noms de nombre *un*, *cinq*, *huit*, sont en général faciles; il aurait au contraire complètement échoué pour prononcer les mêmes mots isolés, ou précédés d'autres nombres difficiles, tels que *deux*, *trois*, *quatre*, *treize*, etc., etc.

CHAPITRE XV.

Pourquoi les bègues s'expriment facilement en déclamant des vers, et surtout en chantant; effets de la mesure sur tous les organes en général, et sur ceux de la parole en particulier.

Rhythmus incitat languentes et languefacit excitatos.

CICÉRON, *de legibus*, lib. 4.

Tous les auteurs anciens et modernes qui ont spécialement écrit sur le bégaiement ont partagé les opinions et les erreurs des médecins grecs; comme eux ils avaient des idées si fausses, non seulement sur les causes, mais encore sur les variétés des différentes espèces de vices du langage, qu'ils n'ont jamais donné de moyens rationnels pour les prévenir et pour les combattre.

De tout temps on avait remarqué que le bégaiement cessait comme par enchantement lorsque les personnes qui en étaient affligées chantaient ou déclamaient des paroles mesurées par la musique ou la poésie; mais personne n'a cherché à se rendre compte de ces phénomènes, dont l'explication est pourtant de la plus haute importance pour le traitement d'une infirmité que l'on rencontre si souvent, et qui n'en a pas moins été toujours regardée comme incurable, à quelques exceptions près. Je vais tâcher de donner une explication de ces phénomènes, en prévenant mes lecteurs que c'est sur cette explication que sont basés les moyens curatifs que j'indiquerai, après avoir ajouté avant quelques faits pour prouver l'influence du rhythme musical sur les organes en général et sur ceux de la voix en particulier.

J'ai avancé dans un autre chapitre que la principale cause du bégaiement était le manque de rapport entre la mobilité possible des organes de la parole et l'influx nerveux qui leur commande les mouvemens divers qui modifient la voix de manière à produire les différens sons qui doivent rendre nos idées. L'irradiation cérébrale qui suit la pensée se meut si rapidement que les agens de l'articulation, se trouvant comme suffoqués par la cause incitante, tombent dans l'état de raideur tétanique qui constitue le bégaiement *gutturo-tétanique*, ou dans l'état de faiblesse relative qui cause les mouvemens irréguliers et involontaires qui constituent le bégaiement *labio-choréique*. Mais si une idée accessoire, si un rhythme quelconque vient diminuer l'exubérance relative des idées principales, en soumettant à une précision mathématique les mouvemens qui doivent les exprimer, alors ceux-ci deviennent réguliers, le spasme cesse, et tous les organes vocaux se trouvent en harmonie d'action avec la succession des pensées et le temps nécessaire pour les émettre.

Deux causes, qui sont des conséquences l'une de l'autre, font que les bègues ne bégaient pas en chantant; la première, c'est qu'étant obligés de soumettre leurs paroles à un rhythme musical et poétique, les mouvemens des agens de la phonation se font nécessairement avec précision et régularité; la seconde, c'est que devant avoir constamment l'idée de la mesure, cette idée accessoire arrête l'exubérance relative des autres idées principales, d'où il suit que l'irradiation cérébrale se fait plus lentement, et que la cause incitante se trouve en harmonie avec la mobilité possible des puissances motrices des organes de l'articulation[1].

Ce n'est pas seulement les mouvemens

[1] L'anecdote suivante prouve encore, de la manière la plus évidente, l'influence du chant sur le bégaiement. Le fils d'un riche fermier des environs de Marseille, qui était extrêmement bègue, étant un jour allé à sa cave pour y mettre un tonneau de vin en perce, eut l'imprudence de faire rentrer dans la pièce le bouchon que devait remplacer le robinet, sans s'être assuré avant que ce dernier était trop petit pour le trou du tonneau. Voyant couler le vin abondamment, il mit aussitôt le doigt dans l'ouverture qui livrait passage au liquide, et voulut crier pour avoir du secours; mais soit qu'il ne pût articuler de manière à être compris, soit aussi que peut-être on ne pouvait l'entendre du fond de la cave, personne ne vint le tirer d'embarras. Voyant que le moyen le plus prudent, dans sa fâcheuse position, était de laisser couler le vin pendant le temps qu'il irait demander du secours, il se décida à monter pour chercher son père; mais il lui fut impossible d'articuler un seul mot à ce dernier, qui, voyant son embarras, lui dit : *Chante ce que tu veux dire.* Aussi-

irréguliers des organes de la voix que le rhythme peut régulariser, il exerce encore son heureuse influence sur tous les autres organes du corps humain. L'exemple suivant nous en fournit une preuve. M. de Lap***, élève à l'École polytechnique, voyait disparaître, comme par enchantement, le tic et tous les mouvemens convulsifs dont il était affecté, pendant tout le temps que duraient ses exercices gymnastiques des organes vocaux ; il en était de même lorsqu'il chantait, lorsqu'il touchait du piano, ou qu'il entendait quelqu'un jouer d'un instrument. Je crois qu'on devrait employer la musique comme moyen curatif de la chorée; la mesure agirait comme chez M. de Lap***, et finirait probablement avec le temps par faire, comme chez lui, disparaître les mouvemens convulsifs.

Un de mes amis m'a assuré avoir connu une jeune demoiselle qui boitait ordinaire-

tôt le jeune homme se mit à chanter sans hésitation, en patois provençal, *la bouta escampa;* ce qui veut dire en français *le tonneau verse.* Je pourrais ajouter encore ici une foule d'exemples de ce genre.

ment sans vice organique apparent, et qui n'avait plus cette infirmité quand elle dansait ou qu'elle marchait au pas avec quelqu'un.

La musique, dit *Platon*, ce modèle parfait d'élégance et de précision, n'a pas été accordée aux hommes par les dieux immortels dans la vue seulement de réjouir et de chatouiller agréablement leurs sens, mais encore pour calmer les troubles de leur âme et ces mouvemens irréguliers qu'éprouve nécessairement un corps rempli d'imperfections.

Tout le monde connaît la puissance du rhythme monotone du tambour pour délasser le soldat et le faire marcher avec ordre; on sait également que, grâce à la mesure, une jeune personne faible peut danser toute une nuit sans se fatiguer; enfin l'instinct qui porte à marcher à pas égaux, à sauter par bonds d'égale durée, l'intermittence régulière du pouls et de la respiration, et une foule d'autres phénomènes, nous prouvent assez que le rhythme est un besoin résultant des premières lois de l'économie humaine, et qu'avec le secours de ce principe universel nous pouvons rendre tous nos mouvemens égaux, réguliers et parfaits.

Les Romains connaissaient aussi l'influence du rhythme sur la parole, car on voit dans le Dictionnaire de musique de l'Encyclopédie méthodique, par *Framery* et *Ginguené*, qu'à Rome les orateurs qui parlaient avec difficulté se faisaient accompagner d'un instrument dans leurs harangues, qu'ils récitaient en suivant le musicien. *Gracchus* surtout ne parlait jamais en public sans avoir à ses côtés un esclave qui sifflait légèrement sur un flageolet.

La déclamation en vers modifie aussi beaucoup le bégaiement; alors le bègue est obligé de s'astreindre à une certaine mesure poétique, et de s'identifier avec les personnages dont il veut jouer le rôle; il est tour à tour et *Britannicus* et *César* et *Tancrède* et *Otello*. L'attention qu'il est obligé d'apporter continuellement pour se transporter dans la situation de ces héros est pour lui une idée accessoire qui, jointe aux idées principales, fait, je le répète encore, que l'influx nerveux qui précède l'émission de ces dernières se trouve ralenti et plus en harmonie avec la mobilité possible des organes de la parole.

CHAPITRE XVI.

MOYENS CURATIFS.

Tout cède aux longs efforts d'un travail obstiné.
BOILEAU.

Le bégaiement, qu'on a regardé jusqu'à présent comme incurable, et comme n'étant pas du ressort de la médecine, parce que cette infirmité était compatible avec la santé; le bégaiement, dis-je, peut se guérir, et aucun doute ne doit rester à cet égard, lorsqu'on saura que depuis un an et demi j'ai guéri plus de cent bègues, en employant la méthode curative que j'ai imaginée, et que j'indiquerai après avoir exposé succinctement tous les principaux moyens qui ont été employés avant moi ; parmi ceux-ci, sont les suivans :

Guy de Chauliac, qui regardait cette infirmité comme dépendante d'une faiblesse des muscles de la voix et de la parole, prescrivait un régime tonique, des gargarismes astringens, et un long exercice des organes vocaux.

Sauvage et un grand nombre d'autres médecins, qui avaient les mêmes idées que *Guy de Chauliac* sur les causes du bégaiement, joignaient, au traitement tonique local et à l'exercice de la langue, la section du filet.

Le savant M. *Itard* a conseillé de faire apprendre une langue étrangère, et de mettre une entrave mécanique à la langue, afin de fortifier cet organe en gênant ses mouvemens.

M. *Voisin* a conseillé la déclamation et les cailloux de Démosthènes; mais, par une espèce de fatalité, les cailloux d'aujourd'hui ne guérissent plus le bégaiement.

M. *Dupuytren* a donné pour conseils d'apprendre la musique et de parler en chantant; le succès qu'a obtenu un jeune avocat en employant ce moyen m'engage à rapporter ici l'observation suivante dont il fait le sujet, telle que je l'ai recueillie lorsque je suivais les leçons du célèbre professeur que je viens de citer. Étant consulté par la personne indiquée ci-dessus, M. *Dupuytren* lui conseilla d'apprendre à toucher du piano et de s'accompagner avec cet instrument, ayant soin de parler dans un ton chantant analogue aux récitatifs de nos opéras; ce conseil fut rigoureusement suivi, et le jeune jurisconsulte parvint bientôt à s'énoncer plus facilement qu'il n'osait l'espérer. Cette observation prouve que ce moyen peut être bon; mais on doit apprendre la musique ou être musicien; mais il faut beaucoup de temps et de persévérance; mais enfin il est presque impraticable, parce qu'on doit parler en chantant, ce qui est, comme l'infirmité que l'on veut combattre, ennuyeux pour l'orateur et désagréable pour l'auditeur.

M. le docteur *Delau*, qui admet trois espèces de bégaiement, le *lingual* ou *loquax*, le *labial* ou *difforme*, le *douloureux* ou *muet*, a proposé une méthode de traitement qui consiste à fixer l'attention des bègues sur toutes les positions que prennent les organes de la parole durant la formation des lettres et des syllabes. Pour appliquer cette méthode, il faudroit connaître parfaitement et se rappeler les mouvemens nombreux et les positions naturelles des organes phonateurs; mais comme cela est extrêmement difficile, je crois qu'il est impossible de mettre en pratique les moyens proposés par le jeune et ingénieux médecin que je viens de citer.

Une Américaine, madame veuve *Leigh* de New-York, a employé, dit-on, avec succès, une méthode curative, qu'elle a imaginée, qui consiste à fixer le sommet de la langue appliquée contre le palais. Ce moyen, qui ne peut avoir quelques avantages que pour articuler certaine lettre, a été communiqué, sous le secret, à M. *Malbouche*, frère de l'*avocat* qui traite le bégaiement à Paris. Ce dernier a cru devoir apporter des modifications à la méthode américaine, en faisant appliquer la totalité de la face dorsale de la langue contre la voûte palatine, au lieu, comme le veut madame *Leigh*, de porter seulement le sommet de cet organe contre le palais. Ces deux méthodes, que l'appât du gain avait tenues si long-temps secrètes, et qui ne sont connues que depuis la publication du quatrième volume du Dictionnaire de Médecine pratique, dans lequel se trouve un excellent article sur le bégaiement, tracé par la plume éloquente de M. *Magendie*; ces deux méthodes, dis-je, qui n'offrent des avantages que dans un petit nombre de cas, altèrent considérablement la parole, qui est comme empâtée, et aussi désagréable et ridicule que l'infirmité qu'on a voulu combattre. Un argument que l'on peut encore opposer à la gymnastique linguale de M. *Malbouche*, c'est qu'elle ne peut être employée avec espoir de succès dans l'articulation des lettres qui exigent ABSOLUMENT que la langue aille frapper le sommet des dents incisives de la mâchoire supérieure. Cette position de l'organe ne peut avoir également que peu d'influence sur les lettres labiales B, P, M, V, F, parce que, pour articuler ces consonnes, les lèvres agissent seules, tandis que la langue reste presque immobile; il en est de même pour les voyelles *a*, *e*, *i*, *o*, *u*, dont la production du son qu'elles représentent est plus facilitée par une inspiration faite à propos pour tenir la glotte ouverte que par l'application du sommet ou de la face dorsale de la langue contre la voûte palatine. Pour pouvoir juger et apprécier les moyens curatifs employés par madame *Leigh* et MM. *Malbouche* frères, et afin de décider s'ils sont préférables à ceux que je mets en pratique, on devrait comparer les résultats obtenus de part et d'autre, et voir si les personnes traitées par la méthode américaine le sont plus sûrement et plus complètement que par la mienne. Je crois pouvoir dire, sans trop de présomption, que je ne redoute pas ce genre d'épreuve, et que je m'engage à traiter, comme je l'ai déjà fait plusieurs fois, toutes les personnes qui n'auraient pu l'être par M. *Malbouche*; parmi celles-ci, je peux citer MM. *B*** D****, pair de France, *D'Oraison*, capitaine de l'ex-garde royale, de *Menibus*, étudiant en droit, M. *M****, receveur des contributions, Mme *M***-V****, M. *G****, commis banquier, et enfin deux autres personnes que j'ai présentées à l'Académie de médecine. M. *Malbouche* ne pourrait pas nommer un seul bègue qu'il ait guéri, sur lequel ma méthode appliquée par moi n'avait pu réussir. Le temps ne tardera pas à décider cette question, et l'expérience, ce juge suprême en médecine, accordera à chacun ce qui lui appartient.

J'ai lu dans le n° 15 de la *Gazette littéraire*, qu'un médecin anglais, M. *Arnolt*, a proposé, dans un ouvrage traduit par M. *Richard*, ayant pour titre, *Élémens de Philosophie naturelle*, une nouvelle méthode de traitement qui consiste à imiter « *ce qu'on fait lorsqu'on* « *bourdonne* un son continu; lorsqu'on reste, « par exemple, en chantant, sur la syllabe « *fééééête* du mot *fête*. » Il est facile de voir que cette gymnastique vocale, qui a pour but de tenir la glotte ouverte, peut être avantageusement remplacée par l'inspiration que je conseille, qui remplit mieux la même indication; d'ailleurs, le prolongement du son continu de chaque syllabe fait que ce moyen ne peut être mis en pratique, parce que la nouvelle manière de parler qui en résulte est plus désagréable que le vice qu'on a voulu combattre.

M. *Cormack* a proposé, dans les *Annales de Milan* et dans l'*Observateur de Naples*, une profonde inspiration et la répétition de toutes les lettres une à une pendant l'expiration. Cette méthode ne peut avoir que peu d'influence sur l'infirmité qui nous occupe, si elle n'est pas accompagnée d'une gymnastique particulière des lèvres et de la langue, qui varie à l'infini selon le genre d'infirmité que l'on a à traiter.

Le docteur *Serre*, d'Alais, a conseillé, dans le n° 11 du *Journal des difformités*, la prononciation brusque des syllabes, jointe aux mouvemens des bras. Ce moyen, quoique d'une difficile application, a été employé avec succès, ainsi que le rapporte son auteur : c'est à mon avis le meilleur de ceux que je viens de citer; il agit comme le rhythme, parce que les bègues sont obligés de régler leurs paroles sur leurs gestes, ce qui régularise les mouvemens des organes de l'articulation.

Enfin, M. *Hervez de Chégoin*, qui a lui-même le triste privilége d'être bègue, a indiqué, dans le *Journal général de Médecine* de mai 1830, deux moyens qui, selon lui, guérissent le bégaiement : le premier qui est très-ancien, consiste dans la section du filet, et le second dans l'application d'une lame d'argent qui doublerait les arcades dentaires, et les rapprocherait ainsi de la langue, lorsque cet organe ne peut pas être assez allongé. Ces moyens reposant sur l'idée des vices organiques comme cause du bégaiement, je me contenterai d'ajouter un dernier argument très-concluant à ceux que j'ai déjà opposés à cette opinion, page 94 et suivantes; c'est que le praticien distingué que je viens de citer bégaie beaucoup; tant que durera son infirmité, je me croirai en droit de douter de l'efficacité de sa méthode, et de lui répéter cet ancien adage : *Medice, te ipsum cura.*

Si je ne craignais pas de dépasser les

bornes de ce chapitre, je citerais encore plusieurs personnes étrangères à la médecine, qui, comme l'a fait long-temps M. *Mulbouche*, annoncent *un prétendu secret qu'elles ne communiquent que sous le sceau du serment et après s'être fait payer d'avance*...... *Quid non mortalia pectora cogis, auri sacra fames!!!*

Quant aux fameux cailloux de *Démosthènes*, dont on parle tant et qu'on met si rarement en usage, je crois qu'ils ont très-peu contribué à délivrer de son infirmité cet éloquent orateur grec; mais je pense qu'il n'a dû la facilité de parler, qu'il avait acquise, qu'aux conseils d'*Eunomus de Thriasie*, qui le faisait réciter des vers de *Sophocle* et d'*Euripide*, dont la cadence et les mesures harmonieuses le forçaient de parler plus lentement et plus régulièrement.......

Actuellement que j'ai indiqué les principaux moyens proposés jusqu'à ce jour, je vais donner un aperçu rapide de ceux que j'emploie, avant de passer à l'application pratique de ma méthode.

D'après ce que j'ai dit dans le chapitre précédent, on doit déjà pressentir que le point fondamental de ma méthode curative, est de faire parler rhythmiquement. En effet, le rhythme, qui et le régulateur de tous nos mouvemens, est le premier principe des lois de l'économie humaine, est un des principaux moyens que je mets en usage pour combattre le bégaiement; mais ce moyen aussi simple qu'avantageux, n'exerce son heureuse influence sur cette infirmité que dans le milieu des mots et dans certaines phrases; c'est-à-dire que la mesure n'agit sur le bégaiement que lorsqu'on est parvenu à articuler les premières syllabes, qui ordinairement décèlent le plus l'infirmité des bègues. J'ai donc été obligé, pour surmonter les premières difficultés, et pour pouvoir toujours profiter des avantages de la mesure, qui est rarement suffisante, j'ai été obligé, dis-je, d'ajouter une espèce de gymnastique, pectorale, gutturale, linguale, et labiale, qui consiste à faire d'abord une forte inspiration, et à retirer ensuite la langue dans le pharynx, en portant, autant que possible, la pointe renversée de cet organe vers le voile du palais, un peu avant la base de la luette, en même temps qu'on écarte transversalement les lèvres, de manière à éloigner leur commissure, comme si l'on voulait rire; il faut également avoir soin de ne parler qu'après l'inspiration, et garder autant qu'on le pourra une grande quantité d'air dans la poitrine, dont on augmentera encore la capacité en portant le haut du corps en avant et les épaules en arrière. J'ajouterai encore ici que, lorsque la syllabe rebelle sera articulée, la langue et tous les autres organes devront reprendre leur position naturelle, pour parler rhythmiquement, comme je l'indique dans le chapitre suivant. Cette espèce de gymnastique vocale, que je joins à la mesure, agit tout à la fois physiquement et moralement; en effet, je vais prouver qu'elle agit physiquement sur les muscles de la respiration, sur les poumons, sur la glotte, sur la langue, sur les lèvres, et enfin surtout l'appareil phonateur. 1°. L'inspiration faite à propos a pour but non seulement de faire cesser la constriction spasmodique des cordes vocales en ouvrant la glotte, mais encore elle sert à distendre la poitrine, par une grande quantité d'air, de manière à ce que ce fluide n'en sorte que pendant une expiration lente qui doit avoir lieu graduellement et seulement pour fournir la matière du son vocal. 2°. La position de la langue retirée dans le pharynx, et sa pointe relevée, comme je l'ai indiqué plus haut, a pour but de mettre les bègues qui hésitent sur les lettres *gutturales*, *dentales*, *palatales*, dans l'impossibilité de bégayer, même le voulant bien, parce que le bégaiement, qui se fait remarquer le plus souvent sur ces lettres, ne peut avoir lieu lorsque l'organe phonateur est placé ainsi que je le conseille; tandis que cette infirmité, imitée ou réelle, se manifeste de suite lorsque la langue est en bas. Comme des causes différentes ne produisent pas les mêmes effets, il est facile de concevoir que les répétitions désagréables *qqqq tttt*, qui exigent certains mouvemens *obligés* de la langue, ne peuvent se faire entendre lorsque les mouvemens qui leur donnent naissance sont remplacés par d'autres tout-à-fait inverses. Pour se convaincre de cela, il suffit de remarquer que les personnes qui bégaient ont toujours la pointe de la langue en bas pendant leur hésitation, et que lorsque nous voulons les imiter, nous plaçons instinctivement le sommet de l'organe phonateur derrière les dents incisives inférieures. 3°. Enfin la tension transversale des lèvres a pour but de faire cesser l'espèce de tremblement convulsif qui a lieu lorsque, pour articuler une lettre labiale, les lèvres forment une espèce de sphincter curviligne, qui imite assez bien ce qu'on appelle vulgairement un *cul de poule*.

Ma gymnastique vocale peut aussi agir moralement, parce qu'étant faite avec intention, elle devient, par cela même, comme la mesure, une nouvelle idée accessoire qui, jointe à l'idée principale qui fait le sujet dont on parle, doit nécessairement ralentir l'émission de cette dernière, et mettre l'influx nerveux, qui suit la pensée, plus en harmonie d'action avec la mobilité relative de tous les organes vocaux.

Quelquefois j'ajoute à la gymnastique que je viens d'indiquer, non seulement une foule d'autres moyens et d'autres artifices qui varient selon l'espèce de bégaiement et l'intelligence des individus, mais encore je suis souvent obligé d'employer divers moyens mécaniques, soit pour refouler la langue ou remplir toute autre indication, soit pour empêcher les mouvemens convulsifs de la mâchoire inférieure. Mais comme ces moyens sont extrêmement nombreux, d'autant plus qu'il faut souvent en improviser de nouveaux pour chaque personne, et pensant d'ailleurs que, n'offrant aucun caractère général, leur indication me serait aussi impossible qu'elle serait peu utile, j'ai cru devoir m'abstenir de donner des détails qui m'entraîneraient trop loin ; je me contenterai d'ajouter encore une règle générale pour traiter le bégaiement ; c'est de conseiller aux bègues de faire des mouvemens tout-à-fait inverses à ceux que l'on remarque dans les organes de la parole pendant l'hésitation.

Ces moyens, qui paraissent si simples, demandent une grande habitude pour être employés convenablement [1]. Ce qui le prouve, c'est que tous les médecins qui, avec mon livre seulement, ont voulu traiter des bègues, ont toujours échoué. Parmi ces derniers, je peux citer le docteur *de Caignoux*, qui était bègue, et que j'ai guéri de son infirmité en quatre séances d'une heure. *Voyez* l'observation 15ᵉ et la note à la fin de l'ouvrage.

Un point capital sur lequel j'insiste, c'est que les bègues ne parlent qu'avec moi pen-

[1] Comme on ne peut pas apprendre sans maître la musique, la peinture, les mathématiques, etc., etc., et se guérir de certaines maladies seulement avec le secours de livres qui traitent de ces matières, de même il sera très-difficile aux personnes bègues de se traiter elles-mêmes sans être dirigées par moi ou tout autre médecin qui ait une grande habitude d'apprécier toutes les nuances des différens vices de la parole, afin d'en faire la distinction, pour pouvoir modifier et appliquer ensuite convenablement la gymnastique vocale qu'il faut employer dans chaque variété.

dant quelques jours; sans cela les préceptes sont bientôt oubliés, et l'heureuse influence du traitement n'a qu'une existence éphémère.

Je vais actuellement, avant de donner des observations attestant l'efficacité des moyens que j'emploie, ajouter encore quelques détails pratiques sur l'application de ma méthode, qui est bonne, puisqu'elle guérit, et qui serait également bonne lors même que tout ce que j'ai dit sur les causes et les variétés du bégaiement serait regardé comme inadmissible, et même comme absurde. J'ai pour moi l'expérience, qui se rit de tous les systèmes, et je répondrai à tous ceux qui attaqueront mes opinions en leur opposant des faits, encore des faits, et toujours des faits. Si je suis assez heureux pour atteindre le but que je me suis proposé, je m'en applaudirai, et répérerai avec le célèbre *Baglivi : Si veritati consonat nostra sententia, gaudeo !*

dant quelques jours que [illegible] la [illegible] contribué [illegible] établie, et [illegible] du traitement n'a qu'une existence éphé-mère.

Je vais actuellement, avant de donner des observations attestant l'efficacité des moyens que j'emploie, [illegible] quelques dé-tails pratiques sur l'application de ma mé-thode, qui est bonne, [illegible], et qui [illegible] également [illegible] que tout ce que j'ai dit sur les causes et la va-riété du tremblement [illegible] comme inadmissible, et même [illegible] pour moi l'explication, qui [illegible] de tous les systèmes, et je répondrai à tous ceux qui attaqueront mes opinions en leur opposant des faits, encore des faits, et toujours des faits. Si je suis assez heureux pour atteindre le but que je me suis proposé, je m'en ap-plaudirai, et répondrai avec le célèbre [illegible] [illegible] comme [illegible] gaudeo!

CHAPITRE XVII.

APPLICATION DE LA MÉTHODE A LA CURE DU BÉGAIEMENT.

Non quærens quod mihi utile, sed quod multis.

Avant de faire l'application de ma méthode, j'explore d'abord la cavité buccale, afin de m'assurer si elle n'est point le siége de quelques lésions organiques. J'engage ensuite les bègues à tirer la langue et à la faire saillir le plus possible hors de la bouche; et pour avoir la certitude que cet organe exécute avec facilité tous les mouvemens dont il est susceptible, je le fais porter en haut, en bas, à droite et à gauche.

Après cet examen préliminaire, je regarde si le filet, par sa trop grande longueur, ne peut pas empêcher qu'on ne mette convenablement en pratique ma gymnastique vo-

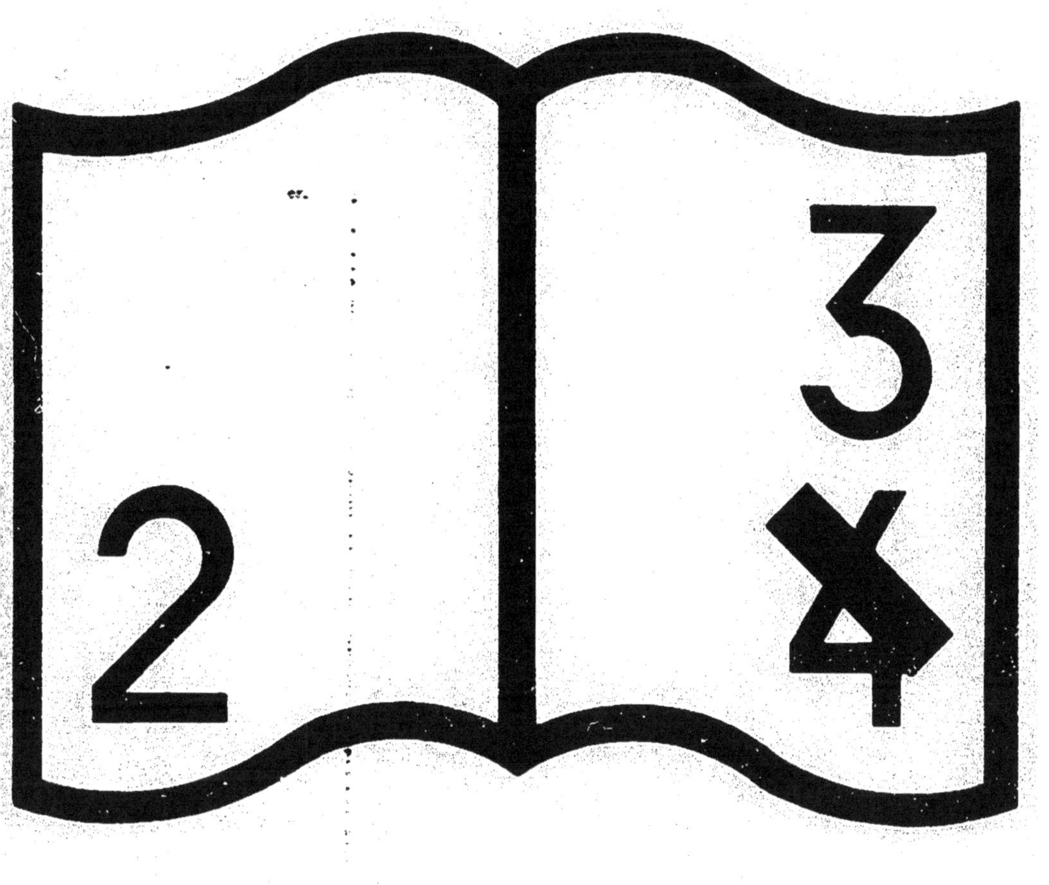

Pagination incorrecte — date incorrecte

NF Z 43-120-12

cale. Dans ce dernier cas, je fais la section du filet d'après le procédé et avec les instrumens qui sont décrits à la fin de cet ouvrage, et j'attends deux ou trois jours pour commencer le premier exercice.

Je m'informe ensuite si la personne *chante sans bégayer*, et sa réponse affirmative est la pierre de touche qui m'assure que son bégaiement est susceptible d'être combattu victorieusement par ma méthode curative. Je fais après cela parler le bègue, et le prie de lire entièrement le premier exercice sur les lettres naturelles et artificielles; cette lecture m'indique l'espèce et la variété de bégaiement, et me fait distinguer si, avec les moyens que j'emploie ordinairement, je serai obligé d'ajouter des moyens mécaniques, tels que le refoule-langue, plaque pour empêcher les mouvemens spasmodiques de la mâchoire inférieure, etc., etc.; et enfin si je dois user du mécanisme artificiel qui est à la fin de ce volume, et s'il faut de plus donner à certaines consonnes difficiles d'abord un son tout autre que celui qu'elles représentent pour parvenir plus tard sans difficulté à leur son naturel. Par exemple, pour faire articuler les syllabes *ba*, *pa*, *tra*, etc., etc., je fais dire *bva*, *pfa*, *tera*, ce qui change très-peu le son naturel, et diminue de beaucoup l'hésitation. Après avoir décidé, par l'examen attentif des organes et du genre de bégaiement, les moyens que je devrai employer, je commence les exercices suivans, que je varie selon les circonstances et les facultés intellectuelles des personnes, ayant eu le soin de leur apprendre d'abord, en l'imitant moi-même, l'articulation artificielle de toutes les lettres, ainsi qu'on la voit dans un tableau qui termine ce travail.

PREMIER EXERCICE.

SUR LES SONS NATURELS OU VOYELLES.

A. Abdias, Aceste, Apollon, Amurat, Atrée.

Ab-di-as, A-cest, A-pol-lon, A-murat, A-tré.

E. Edmond, Epicure, Emilien, Erasme, Esther.

Ed-mond, E-pi-cur, E-mi-lien, E-rasm, Es-ther.

I. Icare, Irène, Ivanoé, Isaïe, Isidore.

I-car, I-ren, I-va-noé, I-sa-ï, I-si-dor.

O. Octave, Oreste, Ovide, Othon, Orphée.

Oc-tav, O-rest, O-vid, O-thon, Or-phé.

U. Ulysse, Uric, Ursule, Urbain, Uranie.

U-lys, U-ric, Ur-sul, Ur-bain, U-ra-ni.

SONS NATURELS OU VOYELLES.

a,-â,-e,-é,-è,-ê,-i,-î,-o,-ô,-u,-ou,-on,-in,-eu,-an.

PREMIER EXERCICE SUR LES LABIALES ET LES SONS NATURELS.

B. Ba-bâ-be-bé-bè-bê-bi-bî-bo-bô-bu-bou-bon-bin-beu-ban.

F. Fa-fâ-fe-fé-fê-fè-fi-fî-fo-fô-fu-fou-fon-fin-feu-fan.

M. Ma-mâ-me-mé-mè-mê-mi-mî-mo-mô-mu-mou-mon-min-meu-man.

P. Pa-pâ-pe-pé-pè-pê-pi-pî-po-pô-pu-pou-pon-pin-peu-pan.

V. Va-vâ-ve-vé-vè-vê-vi-vî-vo-vô-vu-vou-von-vin-veu-van.

EXERCICE SUR LES DENTALES.

D. Da-dâ-de-dé-dè-dê-di-dî-do-dô-du-dou-don-din-deu-dan.

T. Ta-tâ-te-té-tè-tê-ti-tî-to-tô-tu-tou-ton-tin-teu-tan.

EXERCICE SUR LES PALATALES.

S et C, doux. Ça-çâ-çe-çé-çè-çê-çi-çî-ço-çô-çu-çou-çon-çin-çeu-çan.
J et G, doux. Ja-jâ-je-jé-jè-jê-ji-jî-jo-jô-ju-jou-jon-jin-jeu-jan.
CH, X, Z. Cha-che-chi-cho-chu-xa-xe-xi-xo-xu-za-ze-zi-zo-zu.

EXERCICE SUR LES GUTTURALES.

C et G durs, K, Q. Ka-kâ-ke-ké-kè-kê-ki-kî-ko-kô-ku-kou-kon-kin-keu-kan.

EXERCICE SUR LES NASALES.

M. N. Na-nâ-ne-né-nè-nê-ni-nî-no-nô-nu-nou-non-nin-neu-nan.

EXERCICE SUR LA VIBRANTE R.

R. Ra-râ-re-ré-rè-rê-ri-rî-ro-rô-ru-rou-ron-rin-reu-ran.

EXERCICE SUR LES LETTRES QUI ARRÊTENT LE PLUS SOUVENT LES BÈGUES.

Babet balbutiait beaucoup, Bazile de Bondy bredouille et ne bégaie pas.

Ba-bet-bal-bu-ti-ait-beau-coup-Ba-zil-de-Bon-dy-bre-douil-et-ne-bé-gaïe-pas.

Bonard, barbier de Béziers, faisait la barbe dans un bassin de bois.

A Bilbao, un bouc babylonien bêlait et bondissait sous un berceau de bananiers.

La bombe et le boulet tombés sur le boulevard bouleversèrent bientôt les bambins qui badinaient.

Bonjour, beau-père Bibal, buvez-vous beaucoup de bon vin de Bordeaux ?

Bossus, borgnes, boiteux, ne sont ni bons ni bêtes.

Le bouleau et le bambou sont des bois blancs bons pour faire de beaux bâtons.

Les jeux de biribi, de boules et de billard, sont bons pour les bilieux.

EXERCICE SUR LE C DUR, LE K ET LE Q.

Capitaine, combien comptez-vous de canonniers contens d'être consignés dans le camp de Kéroko ?

Ca-pi-tain'-com-bien-comp-tez-vous-de-ca-no-niers-con-tens-d'ê-tre-con-si-gnés-dans-le-camp-de-Ké-ro-ko.

La canicule condamne les Cosaques à coucher constamment près du canal de Kacopolis.

Les carabiniers qui campent à Quimper ont des coursiers sans caparaçon qui caracolent continuellement.

Kicolo, courrier de Constantinople, a cru que Kakoski commandait le corps des Kalmouks.

A Carcassonne, quatre capucins, convaincus d'avoir caché dans leur capuchon quatre coqs et quatre canards, ont été condamnés au carcan.

Qui connaît Kœnisberg conviendra

que dans cette capitale la canaille quête constamment.

EXERCICE SUR LA LETTRE D.

Dudon dîna, dit-on, du dos d'un dodu dindon.

Du-don-dî-na-dit-on-du-dos-d'un-do-du-din-don.

Dites-donc à Denis d'apporter des dattes.

D'abord donnez des documens au docteur Dandolo.

Depuis deux deniers jusqu'à douze dollards.

D'après Démétrius d'Athènes, Démosthènes était bègue.

EXERCICE SUR LA LETTRE F.

François Freron fit fortune et fut fait flibustier de Ferdinand Filidor.

Fran-çois-Fre-ron-fit-for-tu-n'-et-fut-fait-fli-bus-tier-de-Fer-di-nand-Fi-li-dor.

Fabien-Fino, fashionable français, a fait faire à Florence une flûte fort fragile.

Philippine Faust, fille de Félix, est la future femme de François Fustemberg.

Un fat figure en France comme un figuier dans un fond fort froid.

Flore-Félicie Foulk, femme d'un financier fameux de Ferrare, fut la favorite de Fabien, Flamand de Francfort.

Fiez-vous à la franchise des faibles d'esprit; les flatteurs sont faux et les fous sont francs.

EXERCICE SUR LA LETTRE G DUR ET J.

Godelureaux gaspillant tout à gogo, gambadez dans la garenne.

Go-de-lu-reaux-gas-pil-lant-tout-à-go-go-gam-ba-dez-dans-la-ga-ren'.

Gardez-vous, grands garçons, de gâter le gazon et de galoper sur le guéret.

Guillez Guillot, Guillot vous guillera.

Jusqu'à ce jour, gentille jouvencelle, j'ai été jaloux de Jérôme Gérard.

J'entends gémir dans le jardin le gibier au gîte.

J'ai des jarretières de jais qui me gênent la jambe et le genou.

EXERCICE SUR LA LETTRE M.

Maman m'a mandé chez monsieur Mamoux, mandarin de sa majesté musulmane.

Ma-man-m'a-man-dé-chez-mon-sieur-Ma-moux-man-da-rin-de-sa-ma-jes-té-mu-sul-man'.

Mon ami, mon médecin est mécontent de ma maladie.

Multipliez, monsieur, vos mouvemens et vos moyens.

Méfiez-vous, milord, milady Muler est maussade et méchante.

Momentanément, madame, ma migraine marque du mieux.

Mon meilleur ami mourut après avoir mal à propos mangé des marrons.

EXERCICE SUR LES LETTRES P, C, S ET T.

Pauvre plaideur, prends patience à la porte de Pierre Pons, premier président.

Pau-vre-plai-deur-prends-pa-tien-c'-à-la-por-te-de-Pier-re-Pons-pre-mier-pré-si-dent.

Pourras-tu payer pour papa plusieurs pistoles péruviennes ?

A partir du printemps prochain, Paul Papillon prélève un préciput.

Si ceci se sait, ses soins sont sans succès.

Ce sont ces cinq cents serpens sifflant sur son sein.

Si César savait s'astreindre au silence, sa sœur Cécile cesserait ses soins.

Sept citoyens de Soissons se sont seuls saisis de seize soldats.

Six cent soixante-cinq Suisses sédentaires suivirent cinquante-sept sergens saxons.

Susanne Sédillot, sœur de Silvain, s'est suicidée samedi.

Ton tuteur te tenta, tu tentas ton tuteur, tes traits trop tentatifs tentèrent ton tentateur.

Tertullien Tithon, t'es-tu toujours tenu très-tempérant?

Ta tante a tâté de ton trésor; elle a tiré de toi tant et tant.

T'imagines-tu tutoyer tôt ou tard tous tes Tartares?

EXERCICE SUR LA LETTRE V.

Vatel est à Vincennes, viens le voir vendredi.

William-Valentin Volvic est venu de Vienne à Valence.

Vincent-Valérien Wébert a voulu vivre avec la veuve Vauban.

Votre véritable vertu est de vouloir venger Victorine Vassal.

Comme pour mes premiers exercices j'ai besoin d'un grand nombre de mots difficiles à prononcer, le lecteur ne sera pas étonné que j'aie été obligé de choisir des phrases souvent vides de sens, mais composées de mots commençant par les lettres qui arrêtent le plus souvent les bègues; je fais répéter ces exercices de la manière qui est indiquée dans les tableaux qui se trouvent à la fin de cet ouvrage, jusqu'à ce que l'hésitation ait entièrement disparu, ce qui arrive ordinairement après quelques séances. J'ai soin d'exiger que l'on batte la mesure sur chaque syllabe en rapprochant le pouce de l'index, afin de régulariser les mouvemens de la langue, et de modifier, avec les autres moyens qui constituent ma méthode, les contractions spasmodiques de tous les muscles chargés de faire mouvoir tous les organes de la parole.

Après que j'ai pu m'assurer qu'ils avaient bien compris la manière de parler rhythmiquement, j'engage les bègues à parler lentement, en syncopant la première syllabe des mots et en conservant les inflexions naturelles de la voix, afin d'éviter la monotonie d'un langage mesuré, et ne roulant que sur la même note; je leur recommande de plus de se rappeler l'articulation artificielle des lettres difficiles pour eux, et de faire une grande inspiration en même temps qu'ils doivent tendre transversalement les lèvres, de manière à éloigner leur commissure et retirer la langue dans le pharynx, ayant soin de porter le sommet renversé de cet organe vers le voile du palais avant d'articuler les syllabes rebelles et de commencer les phrases qui doivent exprimer leurs idées.

La langue retirée dans l'arrière-bouche,

et relevée vers le voile du palais, se trouve disposée plus favorablement pour l'articulation de certains mots difficiles, qui sont émis alors sans hésitation. Ce qui milite en faveur de cette hypothèse, c'est que telle syllabe, qu'un bègue ne peut prononcer isolée ou lorsqu'elle commence une phrase, se trouve articulée facilement par lui si elle est précédée d'un mot qui n'exige aucun effort de sa part. Cela est si vrai que les premières paroles que les bègues adressent aux personnes avec lesquelles ils sont peu familiarisés sont le plus souvent celles qui dénoncent malgré eux l'infirmité dont ils sont affligés, parce que leur langue est, pendant le silence, presque toujours appuyée contre la face postérieure des dents de la mâchoire inférieure, ce qui constitue une position peu favorable pour l'articulation des mots, et tout-à-fait inverse de celle que je fais prendre. On concevra facilement d'après cela l'utilité de ma gymnastique linguale, qui agit absolument, chez les bègues, comme les mots supplémentaires dont j'ai parlé page 141, qu'ils ajoutent devant les syllabes difficiles, afin de disposer plus favorablement leur langue. Ainsi, telle personne bégaiera horriblement sur les mots isolés, *capitaine*, *bombe*, *trahison*, et articulera facilement les mots précédés des articles *le*, *la*, *les*; *le capitaine*, *la bombe*, *les trahisons*. Il est facile de voir que la cause de ce changement tient à ce que, pour articuler l'L, il a fallu porter la pointe de la langue vers le palais.

Comme il s'agit de détruire une habitude qui est toujours très-ancienne pour la remplacer par une nouvelle qui, agissant comme le chant, est, comme lui, capable de rétablir l'harmonie et la régularité des mouvemens des organes de la parole, il faut ne jamais perdre de vue ma méthode, et en appliquer constamment tous les principes, soit que l'on se trouve chez soi avec ses parens ou d'autres personnes avec lesquelles on est dans l'intimité, soit enfin que l'on ait à parler dans un cercle nombreux et devant des auditeurs que l'on connaît peu ou qui inspirent un certain respect. Quoique une timidité excessive vienne, dans cette dernière circonstance, enchaîner la langue de tous les bègues, ils pourront, même le lendemain de la première leçon, s'exprimer sans hésitation, et sans qu'il reste aucune trace de leur infirmité, s'ils ont soin de ne pas perdre de vue la manière de parler que je leur ai indiquée, et si surtout ils font une aspiration au lieu de faire des efforts, lorsqu'une syllabe malencontreuse vient enchaîner leur langue.

Un bègue aurait tort de se croire guéri si après quelques jours d'exercice il pouvait s'exprimer sans bégayer. Lorsqu'il en est ainsi, il ne cesse pas d'être bègue, mais seulement il cesse momentanément de bégayer, ce qui est bien différent; il doit donc continuer plusieurs mois l'emploi des principes que je lui ai donnés, et ce n'est qu'après un certain temps qu'il cessera tout-à-fait d'être bègue, et que, sans y penser, il s'exprimera avec facilité, ayant contracté l'habitude de parler selon ma méthode, dont alors seulement il fera en quelque sorte machinalement l'application.

Les bègues ne doivent pas craindre les mauvais effets de l'espèce de monotonie qui résulte de leurs syllabes mesurées; ils doivent être convaincus que leur nouvelle manière de parler ne sera pas de longue durée, et que, dans tous les cas, elle est beaucoup moins ridicule que les grimaces et les efforts pénibles qu'ils sont obligés de faire pour pouvoir articuler certains mots.

Pendant quelques jours ils s'en tiendront aux exercices que je viens de leur tracer pour passer ensuite à d'autres plus simples et plus faciles dans le genre de ceux que j'ai choisis pour modèles et que l'on va voir dans le chapitre suivant.

CHAPITRE XVIII.

DEUXIÈME EXERCICE.

Atque hæc ut certis possimus discere signis.
VIRGILE.

Afin de m'assurer que le premier exercice a amené un changement marqué dans l'articulation des mots, je fais commencer le second par la lecture lente et mesurée de quelques vers de sept ou huit pieds, que je choisis de préférence aux vers alexandrins, parce que, comme on doit lire lentement, on serait souvent obligé de respirer au milieu de la lecture de ces derniers.

Comme il y a peu de morceaux de poésie de longue haleine composés de vers de sept ou huit pieds et réunissant un grand nombre de substantifs difficiles à articuler, j'ai cru devoir choisir, comme remplissant toutes les conditions que je désirais, un tableau en vers des eaux de Passy, que j'ai extrait de la cinquième scène d'une comédie anonyme [1]. Ce morceau, quoique long, a, de plus, l'avantage de pouvoir être chanté sur l'air, bien connu, de la *Lithographie*, et me sert ainsi à m'assurer que le bégaiement n'a pas lieu en chantant, ce qui, je le répète, est pour moi une pierre de touche qui m'indique d'une manière certaine que ma gymnastique sera appliquée avec succès.

Grands-a-ma-teurs-de-spec-ta-cles,
Ve-nez,-ve-nez-donc-aux-eaux;
C'est-le-sé-jour-des-mi-ra-cles,
C'est-le-re-mè-de-à-tous-maux.
On-y-voit-des-mer-veil-leux,
Des-ba-dauds,-des-cu-ri-eux,
Des-moi-nes-et-des-sol-dats;
En-fin-que-n'y-voit-on-pas?

[1] Cette pièce, qui a pour titre, *M. Frontal, ou le Cranomane en défaut*, se vend au profit de la Maison de Refuge pour l'extinction de la mendicité, chez l'éditeur de cet ouvrage et chez tous les principaux libraires de Paris.

Sei-gneurs,-la-quais-et-sou-brettes,
An-glais,-Fran-çais,-jeu-nes,-vieux,
Fem-mes-pru-des-et-co-quettes,
En-sem-ble-sont-en-ces-lieux.
On-y-trou-ve-des-pré-lats,
Des-doc-teurs,-des-a-vo-cats,
Des-ban-quiers,-des-pro-cu-reurs,
Des-jou-eurs-et-des-vo-leurs.
Une-a-man-te-a-ban-don-née
Vient-y-cher-cher-un-a-mant,
Et-la-beau-té-su-ran-née
Croit-ra-jeu-nir-en-bu-vant.
La-fem-me-d'un-ins-pec-teur
Y-vient-pour-des-maux-de-cœur,
Et-cel-le-d'un-in-ten-dant
Pour-un-lé-ger-mal-de-dent.
Là...-c'est-un-vieux-per-son-nage
De-ses-mem-bres-tout-per-clus,
Qui-mau-dit,-cou-vant-sa-rage,
Les-fa-veurs-d'u-ne Vé-nus.
I-ci-c'est-un-gros-mi-lord
Qui-s'a-mu-se-com-me-un-mort;
Et-sa-mai-gre-mi-la-dy
Qui-rê-ve-jus-qu'à-mi-di.
Ail-leurs-l'on-voit-un-mi-nistre
Par-lant-des-Grecs-et-d'Al-ger;
A-sa-fi-gu-re-si-nistre
On-pré-voit-qu'il-va-chan-ger.

Plus-loin-plu-sieurs-dé-pu-tés,
A-mis-de-nos-li-ber-tés,
S'en-tre-tien-nent-du-pro-jet
De-re-fu-ser-le-bud-get.
Un-jeu-ne-sur-nu-mé-raire,
Qui-n'a-qu'un-mo-des-te-en-jeu,
O-se,-con-tre-un-mil-lion-naire,
Ten-ter-la-chan-ce-du-jeu.
Ba-la-dins,-es-ca-mo-teurs,
Tri-pots,-bals,-res-tau-ra-teurs,
Om-ni-bus,-fia-cres,-che-vaux,
Tout-ce-la-se-trou-ve-aux-eaux.
Que-de-fi-gu-res-nou-velles,
Si-dans-ce-char-mant-pays
Pour-nos-vieil-les-de-moi-selles
Il-se-trou-vait-des-ma-ris!
Grands-a-ma-teurs-de-spec-ta-cles.
Ve-nez,-ve-nez-donc-aux-eaux,
C'est-le-sé-jour-des-mi-ra-cles,
C'est-le-re-mè-de-à-tous-maux.

Après la lecture de ce morceau, qui m'a déjà mis à même de juger des progrès de la personne, je passe à la prose, que j'ai choisie *ad hoc*, parce qu'elle est composée d'un choix de maximes et de pensées détachées et tirées de plusieurs auteurs. Ce genre de prose est préférable, parce qu'en peu de mots on a un sens facile à retenir et à répéter, après la première lecture, par cœur et sans aucun effort de mémoire.

Pour procéder à cet exercice, voilà la marche que je suis :

Je lis d'abord moi-même *lentement et en mesure* une première maxime, que je fais aussitôt répéter par cœur et de la même manière que je l'ai lue.

Ne-vous-pres-sez-pas-de-par-ler,-c'est-u-ne-mar-que-de-fo-lie.

Ai-mez-vos-a-mis-a-vec-dis-cré-tion;-son-gez-qu'ils-peu-vent-de-ve-nir-vos-en-ne-mis.

Le-ren-ver-se-ment-de-la-for-tu-ne-est-la-cho-se-la-plus-dif-fi-ci-le-à-sup-por-ter.

La-co-lè-re-et-la-pré-ci-pi-ta-tion-sont-deux-cho-ses-fort-op-po-sées-à-la-pru-den-ce.

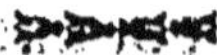

La-crain-te-gou-ver-ne-le-mon-de,-et-l'es-pé-ran-ce-le-con-so-le.

Les-con-sé-quen-ces-sont-la-pier-re-de-tou-che-des-prin-ci-pes.

Don-ner-est-un-plai-sir,-et-pa-yer-un-de-voir ;-il-n'y-a-donc-de-mé-ri-te-à-don-ner-que-lors-qu'on-se-pri-ve.

Ce-lui-qui-n'est-ja-mais-con-tent-ne-con-ten-te-ja-mais.

L'é-du-ca-tion-n'est-pas-au-tre-chos-se-que-l'e-xer-ci-ce-rai-son-né-et-sui-vi.

Ré-for-mez-les-mœurs,-vous-au-rez-be-soin-de-vos-ver-tus.

Ja-mais-a-mant-n'est-plus-ai-ma-ble-que-lors-qu'il-s'in-quiè-te-le-moins-d'ê-tre-ai-mé.

Pa-raî-tre-sa-voir-ce-qu'on-ne-sait-pas,-est-un-ache-mi-ne-ment-vers-la-faus-se-té.

U-ne-jeu-ne-fem-me-ne-peut-sans-dan-ger-a-voir-pour-a-mi-que-son-pè-re-ou-son-ma-ri.

C'est-plus-par-fai-bles-se-que-par-rai-son-qu'on-se-con-so-le.

Il-faut-at-ten-dre-qu'u-ne-fem-me-ces-se-d'ê-tre-jo-lie-pour-ju-ger-de-son-mé-ri-te.

Croi-re-ê-tre-ha-ï-de-ce-qu'on-ai-me-est-u-ne-dou-leur-peut-ê-tre-plus-in-sup-por-ta-ble-que-d'en-pleu-rer-la-mort.

Il-est-sou-vent-plus-dif-fi-ci-le-de-se-dé-bar-ras-ser-d'u-ne-maî-tres-se-que-de-l'ac-qué-rir.

Les-grands-tra-vail-leurs-ne-va-lent-rien-pour-les-gran-des-pla-ces,-ils-ne-sont-bons-que-pour-les-dé-tails.

Le-dé-ses-poir des-peu-ples-est-l'é-pée-de-Da-mo-clès-sus-pen-due-sur-la-tê-te-des-ty-rans.

Com-bien-de-ser-vi-ces-ren-dus-à-l'é-tat-pour-un-bout-de-ru-ban-et-un-vain-ti-tre!

La-plu-part-des-pei-nes-n'ar-ri-vent-que-par-ce-que-nous-fai-sons-la-moi-tié-du-che-min.

Con-dui-sez-vous-a-vec-la-for-tu-ne-com-me-a-vec-les-mau-vais-pa-yeurs;-ne-dé-dai-gnez-pas-les-plus-fai-bles-à-comp-tes.

L'hon-neur-des-fem-mes-est-mal-gar-dé-lors-que-l'a-mour-ou-la-re-li-gion-ne-sont-point-aux-a-vant-pos-tes.

Les-con-teurs-d'his-toi-res-res-sem-blent-aux-gens-qui-vi-vent-d'em-prunts,-leur-cré-dit-ne-du-re-pas.

Le-si-len-ce-est-le-par-ti-le-plus-sûr-pour-ce-lui-qui-se-dé-fie-de-soi-mê-me.

On-peut-trou-ver-des-fem-mes-qui-n'ont-ja-mais-eu-de-ga-lan-te-rie;-mais-il-n'en-est-pas-qui-n'en-aient-ja-mais-eu-qu'u-ne.

Ceux-qui-s'ap-pli-quent-trop-aux-pe-ti-tes-cho-ses-de-vien-nent-or-di-nai-re-ment-in-ca-pa-bles-des-gran-des.

La-pom-pe-des-en-ter-re-mens-re-gar-de-plus-la-vanité-des-vi-vans-que-l'hon-neur-des-morts.

L'ac-cent-du-pays-où-on-est-né-de-meu-re-dans-l'es-prit-et-dans-le-cœur-com-me-dans-le-lan-ga-ge.

La-plu-part-des-hom-mes-ont,-com-me-les-plantes,-des-pro-pri-é-tés-ca-chées-que-le-ha-sard-fait-dé-cou-vrir.

Clé-o-bu-le-di-sait-qu'il-fal-lait-gar-der-l'or-dre,-le-temps-et-la-me-su-re-en-tou-tes-cho-ses.

DEUXIÈME EXERCICE.

Cet exercice, qui ne diffère du précédent qu'en ce sens que c'est une espèce de traduction qui se rapproche beaucoup plus de la conversation ordinaire, consiste seulement à faire lire d'abord de la même manière que pour les autres exercices, et de traduire ensuite de mémoire en d'autres termes la pensée détachée ou la maxime qu'on a lue. Je vais en donner une idée dans les deux premières.

Il-n'y-a-rien-de-si-com-mun-dans-le-mon-de-que-l'i-gno-ran-ce-et-les-grands-par-leurs.

Traduction.

L'i-gno-ran-ce-et-les-grands-par-leurs-sont-les-deux-cho-ses-que-l'on-ren-con-tre-le-plus-com-mu-né-ment-dans-le-mon-de.

Poür-ban-nir-la-gran-de-fo-lie-qui-rè-gne-dans-les-états,-il faut-o-bli-ger-cha-que-ci-to-yen-à-vi-vre-se-lon-sa-con-di-tion.

Traduction.

Si-l'on-obli-geait-cha-que-ci-to-yen-à-vi-vre-se-lon-sa-con-di-tion,-on-ban-ni-rait-la-gran-de-fo-lie-qui-rè-gne-dans-les-é-tats.

Les-trois-cho-ses-les-plus-dif-fi-ci-les-sont,-de-gar-der-un-se-cret,-de-souf-frir-des-in-jures-et-de-bien-em-plo-yer-son-temps.

N'est-il-pas-bizar-re-que-dans-tous-les-pays-l'art-de-gué-rir-les-hom-mes-soit-moins-ho-no-ré-que-ce-lui-qui-ap-prend-à-les-dé-trui-re ?

Prin-ces,-ce-n'est-qu'en-don-nant-des-pla-ces-au-mé-ri-te-que-vous-pour-rez-ac-cor-der-des-grâ-ces-à-la-fa-veur.

Les-grands-é-tats-ne-doi-vent-point-a-voir-d'al-lian-ces,-et-les-pe-tits-ne-doi-vent-pas-y-comp-ter.

Les-meil-leurs-gou-ver-ne-mens-sont-ceux-qui-ren-fer-ment-en-eux-mê-mes-des-prin-ci-pes-de-ré-for-ma-tion.

Au-mi-lieu-des-hom-mes-li-bres,-la-na-tu-re-re-pous-se-l'é-ga-li-té-et-la-re-lè-gue-par-mi-les-es-cla-ves.

L'é-ga-li-té,-fi-lle-de-la-mé-dio-cri-té-et-de-l'en-vie,-cher-che-en-vain-à-s'in-tro-dui-re-sous-le-man-teau-de-la-jus-ti-ce.

L'i-na-mo-vi-bi-li-té,-et-en-co-re-mieux-l'hé-ré-di-té-de-cer-tai-nes-pla-ces,-sontdes-bar-riè-res-suf-fi-san-tes-pour-re-pous-ser-le-des-po-tis-me.

L'a-mour,-qui-n'est-qu'-un-é-pi-so-de-dans-la-vie-des-hom-mes,-est-l'his-toi-re-en-tiè-re-de-la-vie-des-fem-mes.

La-pu-re-té-de-l'â-me-et-de-la-con-dui-te-est-la-pre-miè-re-gloi-re-d'u-ne-fem-me.

Pour-se-con-so-ler-de-tout-ce-qu'on-souf-fre,-il-faut-son-ger-à-tout-ce-qu'on-ne-souf-fre-pas.

Si-l'hom-me-sa-vait-ce-que-c'est-que-la-vie-et-la-mort,-il-ne-les-don-ne-rait-pas-si-lé-gè-re-ment.

On pourra varier à l'infini ces genres d'exercices en faisant traduire en français des phrases faciles, soit du latin, soit de l'anglais et de l'italien, etc., ou de toute autre langue que l'on voit rarement être ignorée entièrement par les personnes qui ont reçu une certaine éducation.

On trouvera à la fin de cet ouvrage un tableau lithographié pour faciliter l'intelligence des moyens que je viens d'indiquer; enfin, lorsqu'on sera à même de pouvoir tout articuler sans hésitation, il faudra, pour apprendre à conduire sa voix, lorsqu'on aura à réciter en public quelques discours ou quelques fragmens de poésie, 1° s'appliquer, selon le précepte de *Quintilien*, à avoir une prononciation pure et correcte, de manière que les sons ne puissent être confondus entre eux; 2° prononcer rigoureusement toutes les syllabes, et ménager la voix de telle sorte que l'on puisse faire sentir toutes les périodes d'une phrase et les différentes parties du discours; 3° enfin tâcher le plus possible d'acquérir un organe agréable et un timbre pur, flexible et harmonieux, en s'exerçant souvent à parler devant une société nombreuse et imposante, ce qui est le plus sûr moyen de vaincre la timidité si naturelle aux bègues, qui sont parfois pour cette raison jugés d'une manière défavorable [1].

Ces préceptes, que tous les orateurs devraient ne jamais perdre de vue, seront de la plus grande utilité aux personnes qui ont éte guéries par ma méthode, si surtout elles les mettent en pratique avec persévérance, et si elles se rappellent que le grand art de parler en public consiste principalement à donner à la voix une certaine mesure et à ne jamais détonner en se laissant emporter par les passions [2].

[1] On pourra également étudier avec avantage la théorie des sons vocaux dans les ouvrages de *Wallis*, d'*Ammann* et de l'*abbé de l'Épée*.

[2] L'abbé *Dinouart* (*Éloquence du corps*) et quelques auteurs qui ont donné des règles sur le débit et la déclamation, veulent que la voix ne s'élève jamais au-dessus de la quinte. Il suffit qu'elle s'étende entre l'*ut* et le *sol*. L'*ut* est le ton qui convient dans l'exposition et l'application; le *re* dans l'élévation des voyelles; le *mi* dans les passions douces; le *fa* dans les mouvemens de force; et enfin le *sol* dans le grand pathétique.

CHAPITRE XIX.

OBSERVATIONS.

Ars medica tota in observationibus!
(BACON.)

La première observation que je rapporte ici est extraite *de la Clinique médicale du 25 mai 1829 et du Journal analytique de médecine du mois de juin de la même année.*

« M. Colombat, de l'Isère, que l'on peut « distinguer parmi nos jeunes médecins qui « cultivent la science avec le plus d'ardeur, « s'est livré à des recherches suivies sur les « causes, les variétés, les moyens prophylac- « tiques et thérapeutiques des *difformités* de « l'articulation des sons, connues sous les « noms de *bégaiement*, *bredouillement*, *gras- « seyement*, etc. Il en a fait le sujet d'un « travail dédié à MM. *Magendie* et *Lis-*

« *franc*, dont il nous a communiqué le ma-« nuscrit, et qu'il se propose de publier in-« cessamment après l'avoir soumis à l'examen « de l'Académie royale de médecine. Les ré-« sultats qu'il a obtenus dans le traitement « du *bégaiement*, dont il s'est plus spéciale-« ment occupé, sont des plus satisfaisans, « et lui donnent l'assurance d'un succès com-« plet et très-prompt dans tous les cas où « cette infirmité aura pour cause un défaut « de rapport entre l'irradiation cérébrale et « la mobilité possible des organes de la pa-« role, et ne dépendra pas de lésions orga-« niques. Sa méthode nous a paru simple, « rationnelle et parfaitement appropriée; elle « n'est d'ailleurs que l'application de princi-« pes connus et une combinaison de moyens « physiques et moraux. Parmi les observa-« tions authentiques rapportées dans son « mémoire, M. *Colombat* nous signale la sui-« vante comme l'une de celles qui prouvent « le mieux en faveur de ses moyens curatifs.

« Un jeune homme, âgé de 18 ans, M. Fé-« lix Égasse, habitant de Paris, rue du Coq-

« Saint-Honoré, n° 6, affecté de bégaiement « porté à l'excès, et pouvant à peine arti-« culer quelques mots, a été délivré de cette « grave infirmité comme par enchantement « *après trois heures* de l'emploi de la nou-« velle méthode de traitement. Cette cure « remarquable a été faite en présence du « docteur *Vinet*, et peut être attestée par « plusieurs praticiens, tels que MM. *Lisfranc* « et *Dufrenois*. »

DEUXIÈME OBSERVATION.

M. Alexandre Gasquet, âgé de 22 ans, demeurant à Paris, rue des Prouvaires, n° 33, affligé dès son enfance d'un bégaiement *gutturo-tétanique* porté à l'excès, a pu parler sans aucune trace de son ancienne infirmité, vingt jours après son entrée à la maison de santé.

TROISIÈME OBSERVATION.

M. Lefebvre, étudiant en droit, âgé de 19 ans, demeurant à Paris, rue Saint-Jacques, nº 133, qui à son bégaiement extrême joignait encore des mouvemens convulsifs de la face et une espèce de bredouillement qui rendait ses paroles presque inintelligibles, a été également complètement guéri après six semaines de traitement. Il parle aujourd'hui si facilement que son ancienne infirmité ne pourra nuire en aucune manière à la noble profession qu'il veut exercer.

QUATRIÈME OBSERVATION [1].

M. de L....., officier d'état-major de la garde-royale, d'un tempérament essentiellement nerveux et d'une vivacité extraordinaire, étant, ainsi qu'un de ses frères, affecté d'un bégaiement *labio-choréique*, qui faisait qu'il ne pouvait s'exprimer et commander les manœuvres militaires qu'avec beaucoup de difficulté, après s'être exercé *pendant quelques jours* d'après ma méthode et mes conseils, a été à même d'articuler, sans aucune espèce d'hésitation, les phrases les plus

[1] Ce bégaiement était un résultat de l'imitation. V. page 124.

difficiles et les commandemens qui l'arrêtaient le plus souvent.

CINQUIÈME OBSERVATION.

M. de Lap...., âgé de 20 ans, élève à l'École polytechnique, petit-fils d'un ancien sénateur et fils d'un ex-préfet de Montpellier, affecté depuis son enfance d'un vice du langage dont le germe n'avait fait que se développer avec l'âge, éprouvait une si grande difficulté pour parler, que les efforts pénibles qu'il faisait influaient d'une manière extrêmement fâcheuse sur sa poitrine, et le forçaient quelquefois, malgré la vivacité de son esprit et de son imagination, de ne prendre qu'une part passive aux conversations qui avaient lieu dans les sociétés brillantes où sa position sociale l'appelait très-souvent.

M'ayant été adressé par une parente de M. *le général Belliard*, *pair de France*, M. de Lap... entra à la maison de santé, et après un mois de mon traitement gymnastique, fait sous mes yeux, il est sorti pouvant tout articuler, et sans hésitation, lorsqu'il appliquait ma méthode.

Ce qu'il y a de plus remarquable dans cette observation, c'est que le traitement a atténué tout à la fois d'une manière extrêmement sensible un tic de la face et la danse de Saint-Guy, dont M. de Lap.... était affligé dès son enfance [1].

SIXIÈME OBSERVATION.

M. *Louis Millaux*, âgé de 13 ans, demeurant à Chicheri, près Auxerre, département de l'Yonne, affecté dès l'âge de quatre ans d'un bégaiement excessif, a été, peu de jours après son entrée à la maison de santé, complètement délivré de son infirmité.

Pour qu'il ne reste aucun doute sur la cure remarquable de ce jeune homme, je l'ai

[1] Je viens de voir M. de Lap.... ; son bégaiement a un peu reparu, parce qu'il n'a pas mis en pratique assez long-temps ma méthode; comme il n'a pu rester que peu de temps à la maison de santé, il y reviendra au mois de septembre prochain pour achever sa guérison; je ne doute pas de le débarrasser de sa pénible infirmité.

présenté à la Société médicale d'émulation le 3 mars 1830, et à l'Académie de médecine le 16 du même mois; il a prouvé, par les réponses qu'il a faites à plusieurs membres de ces sociétés savantes, qu'il ne restait chez lui aucune trace de son bégaiement.

M. *Millaux*, quoique entièrement guéri, reste encore quelque temps à Paris, afin d'assurer la solidité de sa cure, et de contracter, sans craindre de la reperdre, l'habitude de parler selon les principes que je lui ai donnés[1].

SEPTIÈME OBSERVATION.

M. *Vallet*, âgé de 32 ans, fabricant d'horlogerie, demeurant à Paris, cité Bergère, n° 5, affecté dès son enfance d'un bégaiement extrême, accompagné de mouvemens spasmodiques de la face et du cou, a vu disparaître, après quelques jours de l'emploi de ma méthode, non seulement son vice de la parole, mais encore la seconde affection que je viens de signaler.

[1] Ce jeune homme est parti complètement guéri le 9 avril 1830.

Le sujet de cette observation est une des personnes que j'ai présentées à l'Académie de médecine avant d'avoir commencé aucun traitement; il a été vu également trois fois depuis la guérison par la commission chargée d'examiner ma méthode [1], qui a pu constater qu'il ne restait plus chez lui aucune trace de bégaiement.

Quoique M. *Vallet* parle actuellement sans bégayer, il sera soumis encore pendant quelque temps à l'emploi des moyens que je lui ai indiqués; cette précaution est indispensable pour consolider sa cure.

HUITIÈME OBSERVATION.

Mademoiselle *Cora d'Ouvilliers*, née à la Nouvelle-Orléans, âgée de 13 ans, habitant Paris depuis quelques mois, cour du Commerce, n° 70, affectée d'un bégaiement *labio-choréique* qui se faisait sentir sur toutes les

[1] La commission nommée par l'Académie est composée de MM. *Itard*, *Marc*, *Hervez de Chegoin* et *Esquirol*. Il serait difficile de trouver des juges plus compétens, surtout sur un semblable sujet.

lettres, a vu cesser son infirmité après quelques jours de l'emploi de ma gymnastique linguale.

Cette jeune personne, qui a été présentée, avant toute espèce de traitement, à la commission académique dont je viens de parler, articule actuellement tous les mots sans bégayer; mais, afin d'assurer davantage la solidité de sa cure, elle sera soumise encore quelque temps au traitement dont elle a déjà si heureusement senti l'influence.

J'ajoute ici cette observation de préférence à beaucoup d'autres, parce qu'elle me paraît plus curieuse, attendu qu'on voit rarement des femmes affectées de bégaiement.

NEUVIÈME OBSERVATION.

M. *Lebas* Alphonse, âgé de 13 ans, demeurant à Paris, rue Saint-André-des-Arcs, n° 74, affecté d'un bégaiement *labio-choréique* très-pénible, a été guéri de son infirmité peu de jours après son entrée à la maison de santé.

Ce jeune homme, dont la famille compte plusieurs personnes ayant la même difficulté de parler, a été présenté à l'Académie de médecine par un praticien distingué, M. le docteur *Caille*, et choisi par ce corps savant pour m'être confié, afin d'attester l'efficacité de ma méthode [1].

DIXIÈME OBSERVATION.

M. J***, âgé de 26 ans, attaché au ministère des finances, affecté d'un bégaiement *gutturo-tétanique* qui le rendait souvent comme muet pendant quelques instans, après trois exercices de ma gymnastique, a pu prouver à la commission nommée par l'Académie qu'il pouvait parler sans bégayer, et qu'il ne lui faudrait encore que quelques jours de l'emploi de ma méthode pour être entièrement débarrassé de sa pénible infirmité.

[1] Le jeune *Lebas*, qui était le plus bègue de ceux qui m'ont été adressés par l'Académie, est sorti bien guéri de la maison de santé, le 29 avril 1830, c'est-à-dire un mois après qu'il y était entré.

ONZIÈME OBSERVATION.

M. *Achille d'Ecle*, âgé de 18 ans, demeurant à Paris, chez son frère, rue Neuve-Saint-Eustache, nº 7, a été également présenté à la commission académique avant son traitement et après huit jours de son emploi. Il a pu prouver ainsi que tous les autres bègues qu'il ne fallait que peu de temps pour voir cesser le bégaiement lorsque ma gymnastique linguale était employée sous mes yeux et dirigée par moi.

Je pourrais ajouter ici un grand nombre d'observations aussi authentiques, parmi lesquelles figureraient un pair de France et plusieurs autres personnes de distinction; mais si je garde le silence à cet égard, c'est, d'une part, parce que j'ai mieux aimé choisir les sujets vus par l'Académie, et, de l'autre, parce que les observations que je citerais prolongeraient trop cet ouvrage sans rien offrir de plus curieux que celles que j'ai déjà signalées. Elles seraient du reste également revêtues de toute l'authenticité désirable, puis-

ONZIÈME OBSERVATION.

M. *Achille d'Ecle*, âgé de 18 ans, demeurant à Paris, chez son frère, rue Neuve-Saint-Eustache, n° 7, a été également présenté à la commission académique avant son traitement et après huit jours de son emploi. Il a pu prouver ainsi que tous les autres bègues qu'il ne fallait que peu de temps pour voir cesser le bégaiement lorsque ma gymnastique linguale était employée sous mes yeux et dirigée par moi.

DOUZIÈME OBSERVATION.

M. *Gaymuler*, de Bâle en Suisse, âgé de 45 ans, commis banquier, demeurant à Paris, rue de Vaugirard, n° 55, affecté d'un bégaiement *gutturo-tétanique muet*, tellement intense, qu'il lui était absolument impossible de prononcer même les voyelles, a été débarrassé de son infirmité après trois mois de l'emploi de ma méthode.

TREIZIÈME OBSERVATION.

M. Pierre *Lemeray*, garçon de moulin, âgé de 30 ans, demeurant à Gentilly, qui m'a été adressé par l'Académie de médecine, après trois jours de traitement a pu parler sans aucune hésitation, ainsi que l'Académie a pu s'en assurer. Quoique son bégaiement fût excessif, la solidité de sa cure a encore été constatée dix mois après par la commission réunie pour examiner ma méthode.

QUATORZIÈME OBSERVATION.

M. Mathieu de *Beaumont* (Yonne), âgé de 26 ans, affecté de la variété de bégaiement que j'appelle *gutturo-tétanique canin*, après quelques jours de traitement a pu parler sans hésitation; mais comme le sujet qui fait l'objet de cette observation n'a pu appliquer que peu de temps, sous mes yeux, ma gymnastique vocale, quelques traces légères de son infirmité ont reparu, comme je l'en avais prévenu; il doit venir passer encore quelques jours dans mon établissement, afin de consolider entièrement sa cure.

QUINZIÈME OBSERVATION.

Cette observation est un extrait d'une lettre que j'ai adressée à la *Clinique* et à la *Lancette* du 25 mai 1830.

« Le docteur de *Caignoux*, demeurant rue du Four-Saint-Germain, n° 79, affecté dès son enfance d'un bégaiement pénible qui le gênait beaucoup dans l'exercice de son état, m'ayant été adressé par un de mes amis, le docteur de *Valetti*, l'un des secrétaires-rapporteurs de la société savante dont je viens de parler, a été complètement délivré de son infirmité après *quatre jours* de l'emploi de ma gymnastique vocale. M. *Caignoux* parle actuellement, sans bégayer, avec une volubilité extrême ; et tous ses confrères qui l'ont vu, entre autres M. *Hervey de Chegoin*, et tous les membres de la société de médecine pratique, ont pu s'assurer qu'il ne restait chez lui aucune trace de son ancienne infirmité [1]. »

SEIZIÈME OBSERVATION.

M. *Blanchard*, de Compiègne, âgé de 56 ans, qui m'a été adressé par M. le docteur *Guillon*, qui avait été présenté par ce praticien distingué à la Société de médecine-pratique, a été complètement guéri de son bégaiement, extrêmement pénible, après quinze jours passés dans l'établissement spécial que je dirige.

DIX-SEPTIÈME OBSERVATION.

Le sieur Pierre *Chevallier*, âgé de 25 ans, que M. *Cullerier*, médecin en chef de l'hô-

[1] Ce médecin, croyant pouvoir appliquer aussi bien que moi ma méthode, et oubliant le service désintéressé que je lui avais rendu, a eu, deux jours après sa guérison, assez peu de délicatesse pour former un établissement spécial pour le traitement des bègues, dans le genre de celui que je dirige actuellement. Mais comme il n'avait pu, quoique médecin et bègue, acquérir, dans un laps de temps si court, la connaissance pratique de tous les moyens que j'emploie, et le certain *modus faciendi* qu'exige l'application d'une méthode nouvelle imaginée par un autre, l'établissement n'a pu se soutenir, et plusieurs bègues, que M. Caignoux avait en vain essayé de guérir, sont venus me trouver pour se soumettre à ma gymnastique vocale, dont j'ai fait une plus heureuse application.

pital des vénériens, a bien voulu m'adresser, a été délivré de son infirmité, qui le rendait tout-à-fait inintelligible, après huit jours de traitement. Cette observation a été publiée dans un numéro de la *Lancette française* du mois de juillet.

DIX-HUITIÈME OBSERVATION.

M. *Pollard*, âgé de 33 ans, demeurant à Vaugirard, m'ayant été adressé par le docteur *Bousson*, a été débarrassé d'un bégaiement extrêmement pénible, qu'il avait depuis l'âge de quatre ans, après quinze jours d'exercice d'après ma méthode.

DIX-NEUVIÈME OBSERVATION.

Madame *Vincent*, âgée de 19 ans, demeurant rue du Bac, nº 106, affectée dès son enfance d'un bégaiement qui se faisait surtout remarquer d'une manière très-forte en lisant, a vu cesser son vice du langage après quelque temps de l'emploi de ma gymnastique vocale.

VINGTIÈME OBSERVATION.

M. *Blondel*, âgé de 24 ans, professeur de mathématiques à Versailles, qui avait été inutilement traité par une personne étrangère à l'art, qui fait un secret de ses prétendus moyens curatifs de bégaiement, a été guéri de son ancienne infirmité quinze jours après son entrée dans l'établissement que j'ai fondé. M. *Blondel* est un des bègues que le médecin qui fait le sujet de la quinzième observation voulait traiter, *pour me remercier du service que je lui avais rendu en le débarrassant lui-même de son bégaiement.*

VINGT-UNIÈME OBSERVATION.

M. *D*****, capitaine de dragons de l'ex-garde royale, qui avait suivi en vain pendant long-temps la méthode de M. *Malbouche*, après s'être exercé quatre heures sur l'articulation artificielle des lettres qui l'arrêtaient, a pu parfaitement les prononcer et sans faire aucun effort. M. *D***** bégayait surtout les dans lettres labiales, sur lesquelles la méthode américaine ne peut avoir que très-peu d'influence.

VINGT-DEUXIÈME OBSERVATION.

Mademoiselle *Rosalie Balta*, âgée de dix-huit ans, qui m'a été adressée par M. *Taigne*, aumônier de l'hospice des Enfans-Trouvés, affectée d'un bégaiement difforme extraordinaire avec des mouvemens convulsifs de la face et des muscles du cou, a été délivrée de son infirmité après quelques jours de l'emploi de ma gymnastique vocale.

VINGT-TROISIÈME OBSERVATION.

M. *Percheron*, bègue dès sa plus tendre enfance, ouvrier carrossier, âgé de trente-deux ans, demeurant rue des Vieilles-Tuileries, chez M. *Zévort*, a pu parler facilement quinze jours après son entrée dans l'établissement dont je suis le directeur.

VINGT-QUATRIÈME OBSERVATION.

M. *de P****, lieutenant dans le 10e chasseurs à cheval, qui m'a été adressé par

M. *Émery*, membre de l'Académie de médecine, après trois jours de l'emploi de ma méthode, a pu articuler tous les mots qui l'arrêtaient ordinairement.

VINGT-CINQUIEME OBSERVATION.

Le sieur Louis *Ribaud*, ouvrier chapelier, âgé de vingt-cinq ans, qui m'a été adressé par M. *Rullier*, membre de l'Académie de médecine, a été guéri de son bégaiement pénible après un mois de traitement.

VINGT-SIXIÈME OBSERVATION.

M. Charles *Betoux*, âgé de dix-huit ans, de Coupevray, département de l'Aisne, demeurant à Paris, rue Saint-Honoré, hôtel des Américains, n° 147, qui m'a été adressé par M. *Guersent*, membre de l'Académie de médecine, a vu cesser son hésitation après quelques séances de mes exercices vocaux.

VINGT-SEPTIÈME OBSERVATION.

M. *Bonnemaison*, élève en médecine, demeurant rue de Seine-Saint-Germain, n° 45, après huit jours passés dans l'établissement spécial que je dirige, a pu articuler facilement tous les mots qui l'arrêtaient ordinairement. M. *Bonnemaison*, guidé par des sentimens de reconnaissance, et pour répandre le plus possible une découverte utile, a lui-même fait publier l'observation dont il fait le sujet dans plusieurs journaux.

VINGT-HUITIÈME OBSERVATION.

M. *Philipesco*, étudiant en droit, de Bukarest, capitale de la Valachie, demeurant à Paris, rue des Francs-Bourgeois-Saint-Michel, n° 8, éprouvant des arrêts fréquens lorsqu'il parlait, surtout en public, a vu cesser ce vice de la parole aussitôt qu'il a eu mis convenablement en pratique les moyens que je lui ai indiqués.

VINGT-NEUVIÈME OBSERVATION.

M. le comte *B**d****, membre de la Chambre des pairs, affecté dès son bas âge d'un bégaiement qui le gênait beaucoup, après avoir employé sans résultat heureux plusieurs traitemens médicaux et plusieurs méthodes, entre autres celle de M. *Malbouche*, a pu, après quatre séances d'une heure, articuler tous les mots qui l'arrêtaient en parlant, et surtout en lisant. M. *B**d**** a prononcé depuis plusieurs discours devant de nombreux auditoires, et personne n'a remarqué des traces de son ancienne difficulté de parler.

TRENTIÈME OBSERVATION.

M. *de Menibus*, étudiant en droit, demeurant rue d'Enfer, n° 26, affecté dès son enfance d'un bégaiement qui avait résisté à la méthode de M. *Malbouche*, employée pendant plusieurs mois, est parvenu en peu de jours à prononcer sans bégayer tous les mots qui l'arrêtaient avant son entrée dans l'établissement spécial dont je suis le fondateur. Afin que cette cure soit aussi authentique que possible, M. *de Menibus*, qui m'avait été adressé par M. *Itard*, a eu la complaisance de se présenter le dernier jour de son traitement chez M. *Magendie*, membre de l'Institut, et devant la commission nommée par l'Académie de médecine pour faire un rapport sur ma méthode.

TRENTE-UNIÈME OBSERVATION.

Le sieur *Chevalier*, âgé de dix-huit ans, affecté d'un bégaiement très-pénible, a été guéri de son infirmité quinze jours après l'application de ma méthode. Celui qui fait le sujet de cette observation est un glorieux défenseur de nos droits, qui, blessé par les Suisses à la caserne de Babylone, fut, après le premier pansement qui avait été fait par moi sur le lieu du combat, transporté rue des Vieilles-Tuileries, n° 17, où il logeait. Trente-cinq jours après les événemens de juillet, à sa sortie de l'hôpital de la Charité, où d'après mes conseils on l'avait porté, étant venu me remercier de mes soins et me demander un certificat, je m'aperçus de son infirmité, dont en peu de jours je l'ai débarrassé. Je regarderai toujours comme très-heureux le hasard qui m'a procuré la satisfaction d'avoir été doublement utile à ce jeune mais courageux défenseur de la liberté.

TRENTE-DEUXIÈME OBSERVATION.

M. *Bequerel*, âgé de 16 ans, demeurant rue de Clichy, n° 25, fils d'un des membres les plus distingués de l'Académie des sciences, affecté d'un bégaiement gutturo-tétanique difforme, avec mouvement convulsif de tous les muscles de la face et du cou, a été, après une semaine de séjour dans l'établissement, complètement délivré de sa pénible infirmité, qui se faisait (chose très-rare) principalement remarquer sur toutes les voyelles.

M. *Bequerel*, qui était un élève de la pension *Rouït*, m'avait été adressé par M. le docteur *Ollivier*, d'Angers, membre de l'Académie royale de médecine.

TRENTE-TROISIÈME OBSERVATION.

M. *Rich****, docteur en droit, avocat à Saint-Cal***, département de la Sarthe, affecté d'un bégaiement qui, quoique léger, le gênait beaucoup dans l'exercice de sa noble profession, a pu articuler sans aucune hésitation toutes les lettres qui l'arrêtaient souvent, après huit jours passés dans l'établissement que je dirige.

TRENTE-QUATRIÈME OBSERVATION.

M. *Aubertin*, ex-employé chez le duc de Bordeaux, âgé de 22 ans, affecté d'un bégaiement très-pénible, s'étant d'abord adressé à moi d'après un article sur ma méthode, publié dans la Gazette de France et presque tous les autres journaux politiques, fut, le jour où il devait entrer dans l'établissement, adressé par M. le baron *Alibert* à M. *Caignoux*, médecin que j'ai traité du bégaiement (voyez la note de la 15e observation). Ayant été inutilement soumis pendant près de deux mois à ma méthode, dont M. *Caignoux* avait cru pouvoir tirer un grand parti, il entra chez moi après ce laps de temps aussi bègue que la première fois qu'il était venu me trouver, et put, après trois jours d'exercices nouveaux, articuler sans hésitation tous les mots qui l'arrêtaient ordinairement. J'ai présenté le sujet de cette observation à plusieurs médecins, entre autres à M. le docteur *Florence*, membre de la société de médecine dont M. *Caignoux* fait également partie.

Je pourrais encore ajouter ici plus de soixante observations authentiques, dont presque tous les sujets sont à Paris; mais si je garde le silence à cet égard, c'est, d'une part, parce que j'ai mieux aimé choisir les sujets vus par l'Académie et les sociétés savantes, ou qui m'ont été adressés par des médecins connus; et que, de l'autre, les nombreuses observations que je citerais prolongeraient cet ouvrage sans rien offrir de plus curieux que celles que j'ai signalées. Elles seraient du reste également revêtues de toute l'authenticité désirable, puisqu'elles pourraient être pour la plupart attestées par un grand nombre de personnes dignes de foi, et surtout par les bègues qui font le sujet des observations que j'ai publiées.

Nouvelle manière de pratiquer la section du frein de la langue chez les bègues.

Quoique la présence du frein sous la langue ne soit, selon moi, jamais la cause du bégaiement proprement dit, il arrive souvent qu'il est utile d'en faire la section, lorsqu'il empêche la langue de porter sa pointe renversée vers le voile du palais, ce qui peut être un obstacle à l'application complète de ma gymnastique vocale.

Quelque simple que soit cette opération, on l'a vue accompagnée d'accidens fâcheux, qui ont pu dépendre de la manière dont elle a été pratiquée, et surtout des instrumens plus ou moins convenables qu'on a employés.

Pour éviter le plus possible les accidens consécutifs, à la vérité assez rares, et afin d'obtenir de cette opération tout le résultat qu'on peut en attendre, il y a certaines précautions à prendre et certaines règles à suivre. Je vais d'abord exposer en peu de mots la manière ordinaire dont on fait la section du filet; et après en avoir signalé les inconvéniens, je décrirai ensuite un procédé que je mets tous les jours en usage, au moyen d'un instrument que j'ai imaginé.

La personne qu'on doit opérer, assise en face d'une croisée bien éclairée, ouvre la bouche et relève la langue qu'elle applique contre la voute palatine; alors l'opérateur, après avoir engagé le frein dans la rainure pratiquée dans le milieu de la plaque d'une sonde cannelée, tenue de la main gauche, incise de l'autre main cette membrane d'un seul coup de ciseau dans une étendue convenable. Cette opération, pratiquée de la sorte, offre d'abord l'inconvénient de pouvoir quelquefois intéresser les artères ranines, si surtout on n'avait pas eu la précaution de se servir de ciseaux mousses, et si on avait pratiqué l'incision trop en arrière.

D'ailleurs, les avantages de la section pure et simple du filet, pratiquée d'avant en arrière, n'ont qu'une existence éphémère, parce que les deux surfaces sanglantes, qu'on a simplement divisées, se réunissent bientôt, et mettent ainsi de nouveau la langue dans les conditions où elle se trouvait avant l'opération.

Pour éviter la réunion des deux parties divisées, et afin de profiter de tout le bénéfice de la section du filet, j'ai imaginé une espèce de ciseaux emporte-pièce extrêmement courbés sur leur plat, et coupant seulement dans la courbure de qui les détermine, de manière à emporter d'un seul coup le frein dans toute sa longueur, et à éviter les artères ranines qui sont protégées par une plaque faite *ad hoc*, à manche fixé de côté, dans la rainure duquel les parties qu'on a eu à diviser étoient logées. Le filet, entièrement enlevé, ne pourra revenir, et la réunion sera impossible, si surtout, ainsi que le conseille également M. *Hervez-de-Chégoin*, on a soin de cautériser avec du nitrate d'argent un des points de la surface saignante, afin que les deux bords de la plaie, n'étant pas dans les mêmes conditions, aient moins de tendance à se réunir.

J'ajouterai encore que la personne que l'on opère doit se placer comme je l'ai indiqué ci-dessus, et que l'opérateur, après avoir fait relever la langue, doit profiter de l'instant où le frein sera le plus saillant pour l'engager dans la rainure de la plaque dont les côtés, larges de six lignes, protégeront les vaisseaux, qui ne sont intéressés que lorsque l'opération est pratiquée par une main peu habile, avec des ciseaux ordinaires.

Si malgré les précautions que je viens d'indiquer une hémorrhagie un peu considérable avait lieu, on l'arrêterait facilement par le temponnement ou au moyen de la cautérisation avec la pierre infernale ou le fer rouge.

Le procédé que je viens d'exposer est également applicable chez les enfans qu'on allaite, et offre pour eux les mêmes avantages; mais on ne doit pratiquer cette opération que dans le cas seulement où la succion et la déglutition ne peuvent être exercées, soit parce que le frein est trop court, soit au contraire parce qu'il se prolonge trop de la base de la langue vers l'extrémité de cet organe, dont le bout reste fixé et paraît collé à la paroi inférieure de la bouche.

L'hémorrhagie même peu considérable qui résulte de cette opération peut devenir dangereuse chez les enfans, parce que, faisant sans cesse des mouvemens de succion, ils avalent leur sang à mesure qu'il sort des vaisseaux ouverts, et la mort peut arriver sans qu'on en ait connu la cause, avant d'avoir fait l'ouverture des cadavres, dont on trouve l'estomac et le canal intestinal remplis de sang.

TABLEAU

DU MÉCANISME NATUREL

DE L'ARTICULATION DE TOUTES LES LETTRES,

SUIVI

D'UN MÉCANISME ARTIFICIEL

AU MOYEN DUQUEL LES BÈGUES PARVIENDRONT A ARTICULER LES VOYELLES ET LES CONSONNES QUI LEUR PRÉSENTENT DES DIFFICULTÉS.

A

MÉCANISME NATUREL.

Lorsqu'on ouvre la bouche, la langue étant abandonnée à elle même et mollement étendue dans cette cavité sans toucher les bords des dents inférieures, le son produit alors est la voyelle A.

MÉCANISME ARTIFICIEL.

Les personnes qui hésitent sur le son isolé de cette voyelle devront, pour surmonter cette difficulté que j'ai déjà souvent observée, appuyer fortement la pointe de la langue contre les dents incisives supérieures, et abaisser autant que possible la mâchoire en faisant en même temps saillir les lèvres de manière à ce qu'elles paraissent quadrilatérales. Cette gymnastique vocale doit être précédée d'une longue inspiration qui a pour but de tenir la glotte ouverte.

B.

MÉCANISME NATUREL.

Cette consonne s'articule en laissant la langue immobile, en rapprochant légèrement les lèvres, et en ouvrant brusquement la bouche. Le son du B est précédé d'une sorte de frémissement sonore qui part du fond de la cavité buccale, suit le palais, et sort ensuite vivement après avoir été modifié par les lèvres.

MÉCANISME ARTIFICIEL.

Pour faciliter la prononciation de cette lettre qui arrête si souvent les bègues, je dis à ces derniers d'appliquer la face inférieure de la langue contre la voûte palatine, d'étendre les lèvres dans le sens horizontal de manière à éloigner leurs commissures, et enfin d'ouvrir brusquement la bouche en articulant en même temps le son de la voyelle qui suit le B.

C dur.

MÉCANISME NATUREL.

Le C s'articule en appuyant fortement la face dorsale de la langue contre le palais, après l'avoir retirée au fond de la bouche, ce qui force l'air qui enfle le pharynx de ne sortir que lorsqu'on a abaissé l'organe phonateur, en articulant en même temps, avec une espèce d'explosion, la voyelle qui suit le C.

MÉCANISME ARTIFICIEL.

Cette lettre, qui est une des plus dures et des plus difficiles à articuler, le sera sans peine par les bègues s'ils ont le soin d'avaler en quelque sorte leur langue, c'est-à-dire de la retirer le plus possible au fond du pharynx, en la renversant de manière que la pointe aille presque toucher la luette; il faut en même temps faire une inspiration et chasser ensuite vivement l'air qui distend le gosier, et faire glisser la langue le long de la voûte palatine. Alors on doit articuler la voyelle qui suit en ayant soin de laisser les lèvres dans l'inaction, et de faire cesser subitement les contractions des muscles de la poitrine et de tout l'appareil vocal, qui ont ordinairement lieu dans l'articulation du C. C doux comme l'S. (Voyez cette lettre.)

D.

MÉCANISME NATUREL.

Le D, qui n'est qu'un adoucissement du T, s'articule en frappant avec le sommet de la langue la face postérieure des dents incisives de la mâchoire supérieure, et en prononçant en même temps la voyelle qui suit. Le son de cette lettre est comme celui du B, précédé d'une espèce de frémissement qui a lieu dans l'arrière-bouche.

MÉCANISME ARTIFICIEL.

On parviendra de la manière suivante à articuler facilement le D, qui est une des consonnes les plus rebelles. D'abord il faudra retirer fortement la langue au fond de la bouche, et avoir soin ensuite de faire glisser la face inférieure de cet organe le long du palais jusqu'à ce que son sommet aille frapper les dents incisives supérieures. On devra en même temps prononcer le son de la voyelle qui suivra, et rapprocher les lèvres en éloignant leurs commissures comme si on voulait sourire.

E.

MÉCANISME NATUREL.

Pour produire le son que représente la voyelle E, il suffit que le corps de la langue s'élève pour que sa face dorsale s'applique contre le palais, afin de diminuer la cavité buccale et de rétrécir de tous côtés le passage de l'air ; les lèvres doivent être médiocrement écartées et se replier sur elles-mêmes, et les dents incisives inférieures, sur lesquelles appuie légèrement le bout de la langue, devront être plus rapprochées des supérieures que pour l'articulation de la voyelle A.

MÉCANISME ARTIFICIEL.

Les bègues, qui quelquefois sont arrêtés par la lettre E, rendent facilement le son que cette lettre représente, d'abord en faisant une longue inspiration, ensuite en appuyant fortement le bout de la langue contre l'arcade dentaire supérieure, et en abaissant vivement la mâchoire inférieure comme dans l'articulation *artificielle* de l'A.

F.

MÉCANISME NATUREL.

Pour produire le son de l'F, il suffit de retirer un peu en arrière la mâchoire inférieure, de manière à toucher légèrement la lèvre de cette mâchoire avec l'arcade dentaire supérieure; les lèvres doivent s'ouvrir avec vivacité, et l'air qui s'est d'abord échappé des commissures doit sortir de la bouche avec impétuosité.

MÉCANISME ARTIFICIEL.

La consonne F, qui arrête fort souvent les bègues, pourra être failement articulée par eux s'ils ont soin d'exagérer le mécanisme naturel qui produit le son qu'elle représente; ainsi ils devront retirer plus fortement la mâchoire inférieure et l'élever aussi haut que possible vers les dents incisives supérieures, qui devront se porter jusque vers le sommet du menton comme pour mordre cet organe. L'air doit être chassé brusquement, et les lèvres doivent prendre rapidement leur position naturelle.

G doux.

Comme J. (Voyez plus bas cette lettre.)

G dur.

MÉCANISME NATUREL.

Le G dur se prononce en appuyant légèrement le sommet de la langue contre la face postérieure des dents incisives inférieures, en même temps que l'on applique la face dorsale de la base de cet organe contre le palais; on abandonne alors vivement la langue pour laisser passer l'air et articuler dans le pharynx le G dur, dont le son est précédé d'une espèce de frémissement sonore comme pour le B et le D.

MÉCANISME ARTIFICIEL.

Cette lettre devient facile à articuler pour les bègues s'ils ont soin de retirer leur langue tout-à-fait dans le pharynx, et de porter le plus possible vers la luette la face inférieure de cet organe, qu'il faudra tâcher d'appuyer contre le voile du palais, en le laissant immobile jusqu'à ce que le son du G soit articulé. Dans cette nouvelle position de la langue, il est impossible de bégayer lors même qu'on le voudrait pour imiter ceux qui sont affligés du vice de la parole dont nous nous occupons.

H.

Comme cette consonne n'ajoute que peu de chose à l'articulation des voyelles qu'elle précède, nous nous contentons de dire que pour la prononcer il suffit d'employer le mécanisme de ces dernières, ayant toutefois le soin d'abaisser un peu plus la mâchoire inférieure lorqu'elle est précédée des voyelles A, E, I, et de faire saillir plus en avant les lèvres lorsque la lettre H est suivie des deux autres voyelles O et U.

I.

MÉCANISME NATUREL.

La voyelle I, dont le son est encore moins plein que celui de l'E, exige que le tuyau vocal se trouve rétréci le plus possible, soit au moyen des mâchoires qui se rapprochent, soit au moyen de la langue dont la pointe s'applique fortement contre les dents incisives inférieures, pour que sa partie charnue reflue plus aisément vers le palais, et puisse s'y attacher en s'élargissant comme pour sortir entre les dents molaires des deux côtés; l'air doit presque entièrement se porter sur les incisives qu'il va heurter avant de se porter au dehors.

MÉCANISME ARTIFICIEL.

Pour faire produire facilement le son de cette voyelle, qui arrête plus souvent les bègues que les quatre autres, il suffit de dire à ces derniers de faire une forte inspiration, d'appliquer fortement la face inférieure de la langue contre le palais, et de porter en avant la mâchoire inférieure, au lieu d'employer le mécanisme que j'ai indiqué pour le son naturel de cette voyelle; on devra ensuite rapprocher les mâchoires en tenant toujours l'inférieure en avant, et écarter les commissures des lèvres comme pour faire une espèce de souris; enfin il faudra avoir soin de diminuer le plus possible le passage par où l'air doit s'échapper.

J et G doux.

MÉCANISME NATUREL.

On articule cette consonne, ainsi que le G doux, en donnant une vive impulsion à l'air, que l'on fait s'échapper avec force après avoir appliqué à peu près le tiers antérieur de la face dorsale de la langue à quelques lignes en avant des dents incives de la mâchoire supérieure. Le son du J et du G doux est précédé, comme celui du B, du D, et du G dur, d'une espèce de frémissement sonore qui se fait entendre dans l'arrière-bouche.

MÉCANISME ARTIFICIEL.

Lorsque les bègues sont arrêtés par cette lettre et le G doux, je leur conseille le mécanisme artificiel suivant : d'abord la langue, dont ils porteront la pointe vers le palais, sera retirée dans le pharynx de manière à glisser ensuite sur toute la surface de la voûte palatine, en même temps que l'air sera chassé avec force après avoir avancé les lèvres comme pour faire la moue.

L.

MÉCANISME NATUREL.

Pour prononcer cette lettre, il faut que la langue se replie sur elle-même, et que son sommet, en s'élevant, aille frapper le palais au-dessus des alvéoles des dents incisives supérieures.

MÉCANISME ARTIFICIEL.

Pour faciliter l'articulation de cette consonne, j'use du mécanisme suivant : D'abord il faut élever la langue vers le palais et la renverser le plus qu'on pourra, ayant soin de lui faire exécuter un mouvement brusque qui, en frappant fortement la voûte palatine, imite à peu près le mécanisme qui a lieu dans la langue du chat quand il boit. On doit également ne pas oublier de laisser les lèvres aussi immobiles que possible, et éloigner leurs commissures comme pour agrandir horizontalement la bouche.

M.

MÉCANISME NATUREL.

Cette consonne se prononce en rapprochant les lèvres l'une de l'autre, et en faisant sortir une partie de l'air par les fosses nasales en même temps que l'on abaisse brusquement la mâchoire inférieure. Une espèce de frémissement sonore semblable au son de l'E muet précède l'articulation de l'M et se fait entendre dans l'arrière-bouche.

MÉCANISME ARTIFICIEL.

Les personnes qui bégayent sur cette lettre parviendront à la prononcer facilement de la manière suivante : D'abord il faudra un peu retirer la langue dans le pharynx, et fixer son sommet au-dessus des alvéoles de la mâchoire supérieure, afin de chasser l'air en partie par le nez. On aura soin ensuite d'agrandir horizontalement l'orifice buccal en éloignant les commissures des lèvres, qui auront à peine le temps de se toucher légèrement, parce que la mâchoire inférieure devra faire un mouvement rapide d'abaissement.

N.

MÉCANISME NATUREL.

Pour rendre le son que représente la lettre N, il faut porter la pointe de la langue sur les alvéoles des dents incisives supérieures, et l'abaisser vivement jusqu'au milieu de la bouche, en chassant l'air dans les narines et en faisant précéder l'abaissement de la langue du son de l'E muet que l'on entend dans le pharynx avec une espèce de frémissement des cordes vocales, semblable à celui qu'offre l'articulation naturelle des consonnes B, D, G doux, J, L, M.

MÉCANISME ARTIFICIEL.

Les bègues qui voudront articuler sans peine la consonne N devront refouler leur langue en arrière, en porter la pointe le plus possible vers le voile du palais, et la faire glisser jusqu'à ce qu'elle parvienne à la face postérieure des dents incisives supérieures. Le reste du mécanisme pour le passage de l'air par les fosses nasales est le même que celui de l'articulation naturelle. Il faudra également mettre la plus grande attention à laisser les lèvres et la mâchoire inférieure dans l'inaction la plus absolue.

O.

MÉCANISME NATUREL.

La voyelle O exige à peu près le même mécanisme

que l'A, mais les lèvres se portent en avant de manière à arrondir l'ouverture de la bouche comme pour faire une petite moue, la langue est suspendue et courbée en forme d'arc, et le son produit est plus intérieur que celui que nous représente la voyelle A.

MÉCANISME ARTIFICIEL.

Si, comme je l'ai vu quelquefois, on bégaye sur cette lettre il suffit pour la rendre sans peine d'exagérer le mécanisme qui lui donne naissance, et d'avancer fortement les lèvres en faisant une moue plus considérable. On devra, comme pour toutes les autres voyelles, tenir la langue élevée, et ne pas oublier de faire une inspiration qui a pour but d'ouvrir la glotte et de faire cesser le spasme des cordes vocales.

P.

MÉCANISME NATUREL.

Le mécanisme naturel du P ne diffère de celui du B que parce que la première de ces deux lettres exige que l'air sorte de la bouche avec plus de violence et que les lèvres se pressent plus fortement l'une contre l'autre. Le son du B est plus profond et se trouve précédé d'une sorte de frémissement sonore de la glotte, tandis que le son du P est plus explosif, parce que l'air, se trouvant comme retenu dans la bouche, sort ensuite avec plus d'impétuosité au bout des lèvres.

MÉCANISME ARTIFICIEL.

Le P, qui, comme toutes les autres labiales, devient souvent un écueil pour les bègues, pourra facilement être articulé par eux s'ils ont soin de rentrer le plus possible leurs lèvres dans la cavité buccale, afin de les placer sur les arcades dentaires comme s'ils voulaient les mordre; ils chasseront alors brusquement l'air en abaissant vivement la mâchoire inférieure, et en articulant en même temps le son de la voyelle qui suit le P.

Q.

Le Q et le K s'articulent naturellement et artificiellement comme le C dur. (Voyez cette dernière lettre.)

R.

MÉCANISME NATUREL.

Cette consonne, qui exige les plus grands efforts des muscles vocaux, et que M. Amman regardait comme la plus difficile à prononcer, puisqu'il disait : « *Sola* « *littera R potestati meæ non subjacet,* » cette consonne, dis-je, exige que la langue se replie supérieurement, de manière que sa face dorsale soit concave, et sa pointe portée vers le palais. Étant mis en mouvement par l'air qui doit sortir avec force, l'organe phonateur doit céder à ce fluide, mais avec une sorte d'élasticité qui le fait revenir rapidement sur lui-même, et aussi longtemps que l'on veut prolonger le frémissement que cette lettre représente. Il faut avoir, de plus, soin, pour éviter le grasseyement proprement dit, de laisser dans l'inaction la plus complète la base de la langue, et de faire en sorte que les lèvres et la mâchoire inférieure ne fassent aucun mouvement.

MÉCANISME ARTIFICIEL.

Quoique, comme je l'ai déjà dit, cette lettre soit difficile à articuler nettement, les bègues sont rarement arrêtés par elle; mais lorsque par hasard j'en ai rencontré des exemples, j'ai employé le mécanisme artificiel suivant, qui m'a constamment réussi : je conseille d'abord de faire une grande inspiration de manière à distendre les poumons et les muscles de la poitrine; je fais ensuite chasser l'air vivement afin de faire vibrer avec force la langue, qui doit être retirée autant que possible dans le pharynx, et qui doit avoir son sommet porté vers le milieu de la voûte palatine. Les lèvres, les mâchoires, et la base de l'organe phonateur doivent rester immobiles comme pour l'articulation naturelle de l'R.

S.

MÉCANISME NATUREL.

Le son de cette lettre est produit en plaçant la langue à l'extrémité inférieure des dents incisives supérieures, de manière à ne laisser qu'une petite issue à l'air, qui doit être chassé fortement, mais s'échapper en filets déliés, afin de produire le sifflement de cette consonne.

MÉCANISME ARTIFICIEL.

Lorsque l'S présente quelques difficultés aux bègues, il suffit pour les surmonter de leur dire de retirer leur langue en arrière, et d'en faire glisser la pointe le long de la voûte palatine jusqu'aux dents incisives; ce mécanisme exagéré fait surmonter les difficultés comme par enchantement. Une inspiration faite à propos ajoute encore aux avantages que l'on retire de cette manière de prononcer cette consonne sifflante.

T.

MÉCANISME NATUREL.

Le mécanisme de l'articulation du T est très-simple: il consiste à placer le bout de la langue entre les dents incisives supérieures et inférieures, et à frapper les deux arcades dentaires en même temps que les mâchoires s'écartent avec vivacité au moment que l'air effectue sa sortie de la cavité buccale.

MÉCANISME ARTIFICIEL.

Cette lettre, qui arrête souvent les bègues, pourra être facilement prononcée par eux, en retirant la langue en arrière et en frappant fortement le milieu de la voûte palatine; on devra placer les lèvres comme pour le D, et abaisser rapidement l'arcade dentaire inférieure.

U.

MÉCANISME NATUREL.

L'U français s'obtient en portant les lèvres en avant de manière à arrondir et à rétrécir l'ouverture de la bouche, afin de chasser l'air par une petite issue et de modifier convenablement le sifflement obligé pour obtenir le son naturel de cette voyelle.

MÉCANISME ARTIFICIEL.

Les personnes a qui la lettre U est rebelle, parviennent ordinairement à la prononcer facilement, en faisant d'abord, comme pour toutes les *vocales*, une forte inspiration avant de vouloir produire le son qu'elle représente, et en exagérant ensuite l'espèce de moue que nécessite le mécanisme naturel que nous venons d'indiquer ci-dessus.

V.

MÉCANISME NATUREL.

On prononce cette lettre en retirant un peu en arrière la mâchoire inférieure, et en plaçant légèrement l'arcade dentaire supérieure sur la lèvre du côté opposé, de manière à laisser échapper l'air seulement vers les deux commissures labiales. Il résulte de ce mécanisme, d'abord une espèce de sifflement qui est précédé d'un frémissement guttural et sonore, imitant le son de l'E muet; ensuite une sorte d'explosion qui complète l'articulation du V a également lieu lorsque les lèvres inférieures cessent d'être appliquées contre la face postérieure des dents incisives de la machoire supérieure et que l'air sort avec violence de la cavité buccale.

MÉCANISME ARTIFICIEL.

Cette lettre, qui est souvent difficile pour les bègues, exige de leur part le même mécanisme artificiel que pour la consonne F, excepté que l'articulation de cette dernière n'est pas comme celle du V précédée d'un frémissement sonore qui a lieu dans l'arrière-bouche.

Z.

MÉCANISME NATUREL.

Le Z, qui est une S dure, a un mécanisme à peu près semblable à celui de cette dernière lettre adoucie; mais il exige, ainsi que l'S dure, que la langue vibre un peu à sa base et soit moins élevée, afin que le passage de l'air soit plus large et le son moins sifflant.

MÉCANISME ARTIFICIEL.

Les bègues prononceront facilement le Z et l'S dure en se mordant l'extrémité de la langue et appliquant légèrement la face dorsale de cet organe vers la voûte palatine.

Il me resterait encore à indiquer un grand nombre de mécanismes vocaux artificiels que j'ai imaginés pour faciliter l'articulation de toutes les lettres combinées de différentes manières. Je pourrais également faire connaître l'artifice que j'emploie pour les syllabes *qua*, *co*, etc., et les lettres *ch*, *br*, *cr*, *dr*, *pr*, *tr* ; mais j'ai cru devoir m'abstenir d'en parler ici, d'abord parce que, n'ayant aucun caractère général, ces moyens gymnastiques vocaux seraient peu utiles; ensuite parce qu'ils seraient trop nombreux, exigeant des modifications qui sont subordonnées à l'intelligence des individus et aux variétés diverses de bégaiement. On devra donc ne pas être étonné de voir échouer souvent ceux qui voudront employer ma méthode sans être dirigés par moi ou par une autre personne qui en aurait vu faire l'application sur un grand nombre de sujets, afin d'acquérir par une longue pratique le *modus faciendi* que la théorie seule ne donne jamais.

Je crois devoir encore ajouter ici que dans des cas de mutisme avec surdité incomplète, j'ai employé deux fois avec succès le mécanisme de l'articulation naturel des lettres, tel que je viens de l'exposer dans ce tableau. Après quelques mois d'exercice, et aidé des excellens préceptes qu'a donnés dans son ouvrage M. *Bébian*, je suis parvenu à faire parler assez correctement deux muets, qui ne pouvaient avant se faire comprendre que par la pantomine et l'alphabet dactylologique des célèbres abbés *de l'Épée* et *Siccard*.

Ici se termine ce que j'avais à dire sur tous les vices du langage : puissent mes recherches obtenir l'approbation des praticiens, et contribuer à guérir plusieurs infirmités qui, étant compatibles avec la santé, avaient été mal à propos regardées comme n'étant pas du domaine de la médecine, et comme devant être mises au nombre des affections réputées incurables ! Si au contraire je trouve un critique trop exigeant qui pense que je suis loin d'avoir atteint le but que je m'étais proposé, je lui dirai ces vers d'*Horace* :

. . . . Si quid novisti rectius istis,
Candidus imperti : si non his utere mecum.

EXTRAIT

Des catalogues des couteliers CHARRIÈRE, cour Saint-Jean-de-Latran, vis-à-vis le Collége de France, et SAMSON, passagedu Commerce, à Paris.

INSTRUMENS DE CHIRURGIE IMAGINÉS PAR M. COLOMBAT.

Accouchement.

Forceps pelvimètre, céphalomètre, offrant une articulation plus facile que les autres, et étant plus portatif, parce que ses branches se plient au moyen de charnières. . . . . 50 fr.

Tire-tête, qui a l'avantage d'être placé et retiré très-facilement. . . . . 15 fr.

Amputations.

Compresseur, qui peut non seulement s'appliquer sur les artères brachiales et crurales, mais encore sur les artères inguinales et axillaires. Cet instrument, qui ne comprime que sur deux points, offre de grands avantages aux chirurgiens militaires et à ceux qui sont souvent obligés d'opérer presque seuls, et sans le secours d'aides intelligens. 50 fr.

Artériodome ou *pince porte-nœud* pour lier seul les artères rétractées dans les chairs ou logées profondément dans un espace étroit. . . . . 10 fr.

Porte-nœud. . . . . 2 fr.

Bégaiement.

Refoule-langue. . . . . 5 fr.

Instrument pour faire la section du filet de la langue. . . . . 18 fr.

Plaque courbe pour fixer le filet. . . . . 3 fr.

Opérations faites dans la cavité buccale.

Pince courbe pour saisir les amygdales. . . . . . 10 fr.

Deux couteaux amygdalotomes. . . . . 6 fr.

Stomatoscope pour faciliter toute espèce d'opérations dans la cavité buccale. . . . . 15 fr.

Clef pour extraire les dents sans démonter le crochet. Cet instrument a l'avantage d'être plus portatif et moins douloureux dans son application. 12 fr.

Denticeps pour extraire les fortes molaires. . . 15 fr.

Davier à ressort pour les incisives. . . . . 6 fr.

Pince porte-fil pour la staphyloraphie. . . . . . 10 fr.

Ciseau ostéotome à double lévier pour la section des côtes et pour l'extirpation de l'os maxillaire supérieur, d'après un nouveau procédé. . . . 12 fr.

Cathétérisme.

Sonde d'homme pour éviter les fausses routes, en argent. . . . . 8 fr.

Taille et lithotritie.

Cystotome à quatre lames pour pratiquer les tailles sous-pubienne, quadrilatérale, bilatérale et latéralisée; cet instrument, peu compliqué, réunit trois lithotomes en un seul. . . . . 50 fr.

Litholabe pour retirer les calculs de la vessie après que cet organe est ouvert. . . . . 20 fr.

Kiotome ou *coupe-bride*. . . . . 6 fr.

Syphon à mèche pour faciliter l'écoulement des urines après la taille hypogastrique. . . . . 16 fr.

Litho-trito-labe ou *brise-pierre à chaîne*. . . . . 60 fr.

Sonde pour extraire les calculs engagés dans le canal de l'urètre. . . . . 18 fr.

Fraise excentrique. . . . . 25 fr.

Fistules à l'anus.

Sonde à lame cachée pour opérer les fistules à l'anus. 6 fr.

Fistules urinaires.

Aiguille en spirale pour les fistules recto-vésicales et vésico-vaginales. . . . . 6 fr.

Hernies.

Bistouri caché pour opérer les hernies étranglées. 6 fr.

Bandage ombilical, qui comprime à volonté et localement. . . . . 20 fr.

Id. pour comprimer les seins squirrheux. . . . . 20 fr.

Id. pour contenir les hernies inguinales et crurales sans ressort. . . . . 4 fr.

Auscultation médiate.

Stéthoscope plus portatif à tubes rentrans. . . . 5 fr.

Opérations sur la matrice et le vagin.

Speculum uteri brisé. . . . . 30 fr
Hystéroscope, ou miroir concave pour examiner le col utérin. 15 fr.
Hystérolabe, ou sonde à crochets pour l'extirpation de la matrice dans le cas de destruction du col. 12 fr.
Utéroceps, ou érigne à quatre branches pour abaisser la matrice. 15 fr.
Hystérotome pour l'amputation du col utérin, d'après une nouvelle méthode. . . . . 45 fr.
Polypodome pour la ligature des polypes de la matrice. . . . . 15 fr.
Id. à chapelet pour la ligature de ceux du vagin. 6 fr.
Couteau convexe pour détacher l'utérus du vagin. 4 fr.
Id. à lame cachée pour couper les ligamens larges. 12 fr.
Id. à lame montée en faux pour inciser les végétations siégeant sur le col de l'utérus. . . . . 4 fr.
Pince porte-ligature pour lier les artères utérines. 10 fr.
Compresseur pour arrêter les hémorrhagies utérines. . . . . 15 fr.
Plusieurs porte-sangsues pour faire des applications sur le col utérin, dans le vagin, au périnée, à l'anus, dans la bouche; tous réunis. . . . . 10 fr.

Tous ces instrumens ont été présentés à l'Académie de médecine.

TABLE DES MATIÈRES.

Pages.

IMPRIMERIE DE MARCHAND DU BREUIL,
rue de la Harpe, n. 90.

Refoule-Langue.

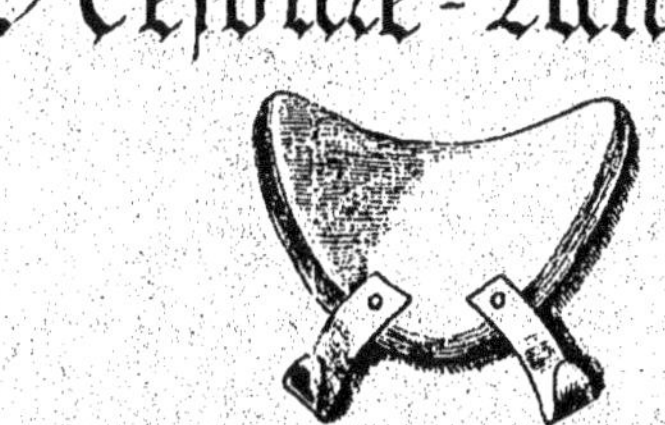

Instrument qui se fixe aux dents incisives de la machoire inférieure, et qui se place sous la langue pour refouler cet organe dans l'arrière-bouche.

6.e Syllabe.
...musiciens.

sa- tis- fai- re

2.me Exercice,
en vers.
Mesure à un Temps.

Adagio.

Quel- que vi- ce se- cret a- vec vous est- il né,

Ada...

Com- ...

l'e- ...

un ...

1er Exercice,

qui consiste à battre la mesure après la 6e syllabe.
Ce rhythme correspond à la mesure 6/8 des musiciens.

Adagio.

6/8 | En-fin, c'est mon plai-sir, | je veux me sa-tis-fai-re

6/8 | Je ne puis bien par-ler | et ne sau-rais me tai-re,

6/8 | Et dès qu'un mot plai-sant | vient lui-re à mon es-prit

6/8 | Je n'ai plus de re-pos | qu'il ne soit en é-crit.

(Boileau).

2me –
en
Mesur

Adagio.

| Quel | que | vi- | ce | se-

| Qu'a- | vant | le | pli | du

| Pro- | fi- | tez, | pro- | fi-

| Où | cha- | que | fi- | bre e

2.me Exercice, en vers.

Mesure à un Temps.

Adagio.

Quel- que vi- ce se- cret a- vec vous est- il né,

Qu'a- vant le pli du temps il soit dé- ra- ci- né.

Pro- fi- tez, pro- fi- tez de ces jours de sou- ples- se

Où cha- que fi- bre en- cor tres- sail- le a- vec mo- les- se.

(Dorat).

3.me Exe

en pro

Mesure à un

Adagio.

Com- bien de ser- vi-

l'é- tat pour un bou

un vain ti- tre, et com-

glo- rieu- ses pour ob-

pla- ce dans l'his- toi-

de- sir des dis- tinc

com- mun que l'a- mour

ra- re.

rcice,
e.
Temps.

a- | vec | vous | est- | il | né,

il | soit | dé- | ra- | ci- | nés.

de | ces | jours | de | sou- | ples- | se

tres- | sail- | le a- | vec | mo- | les- | se.

(Dorat).

3.me Exercice,
en prose,
Mesure à un Temps.

Adagio.

Com- | bien | de | ser- | vi- | ces | ren- | dus | à

l'é- | tat | pour | un | bout | de | ru- | ban | ou

un | vain | ti- | tre, et | com- | bien | peu | d'ac- | tions

glo- | rieu- | ses | pour | ob- | te- | nir | u- | ne

pla- | ce | dans | l'his- | toi- | re, | C'est | que | le

de- | sir | des | dis- | tinc- | tions | est | aus- | si

com- | mun | que | l'a- | mour | de | la | gloi- | re est

ra- | re.

(Le Duc de Levis)

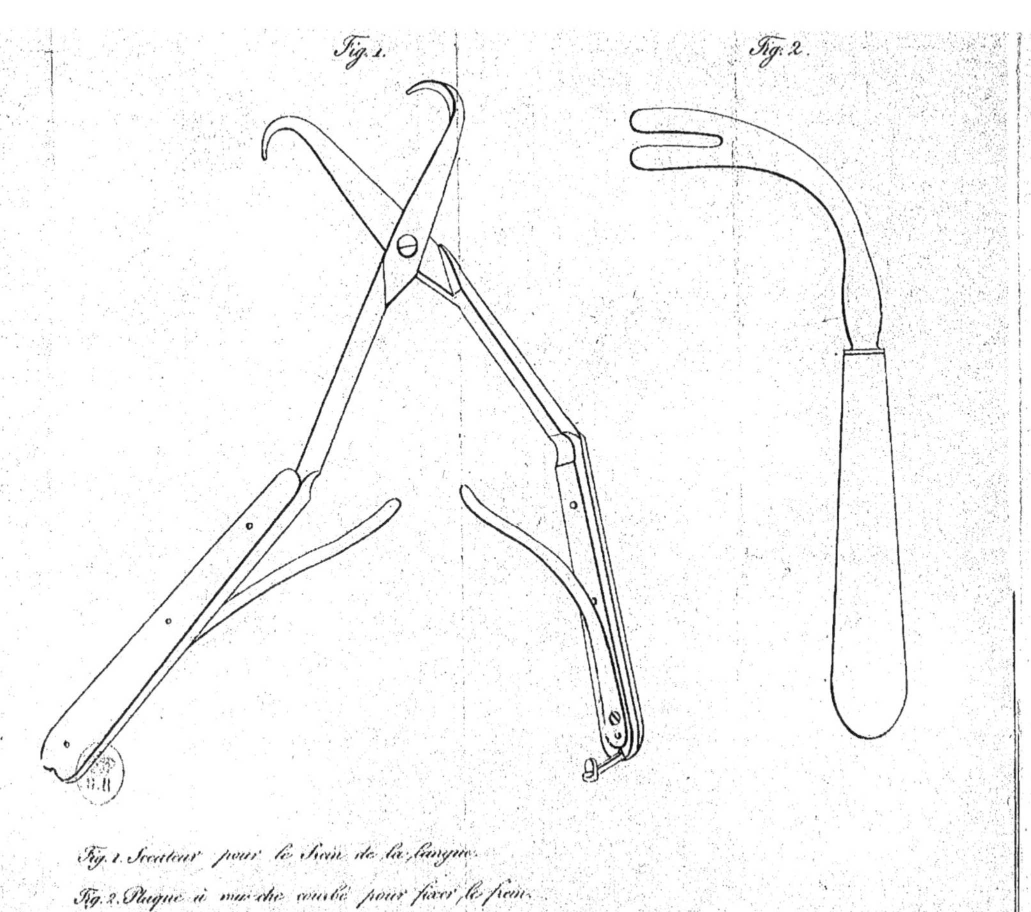

Fig. 1. Sécateur pour le frein de la langue.

Fig. 2. Plaque à manche courbé pour fixer le frein.

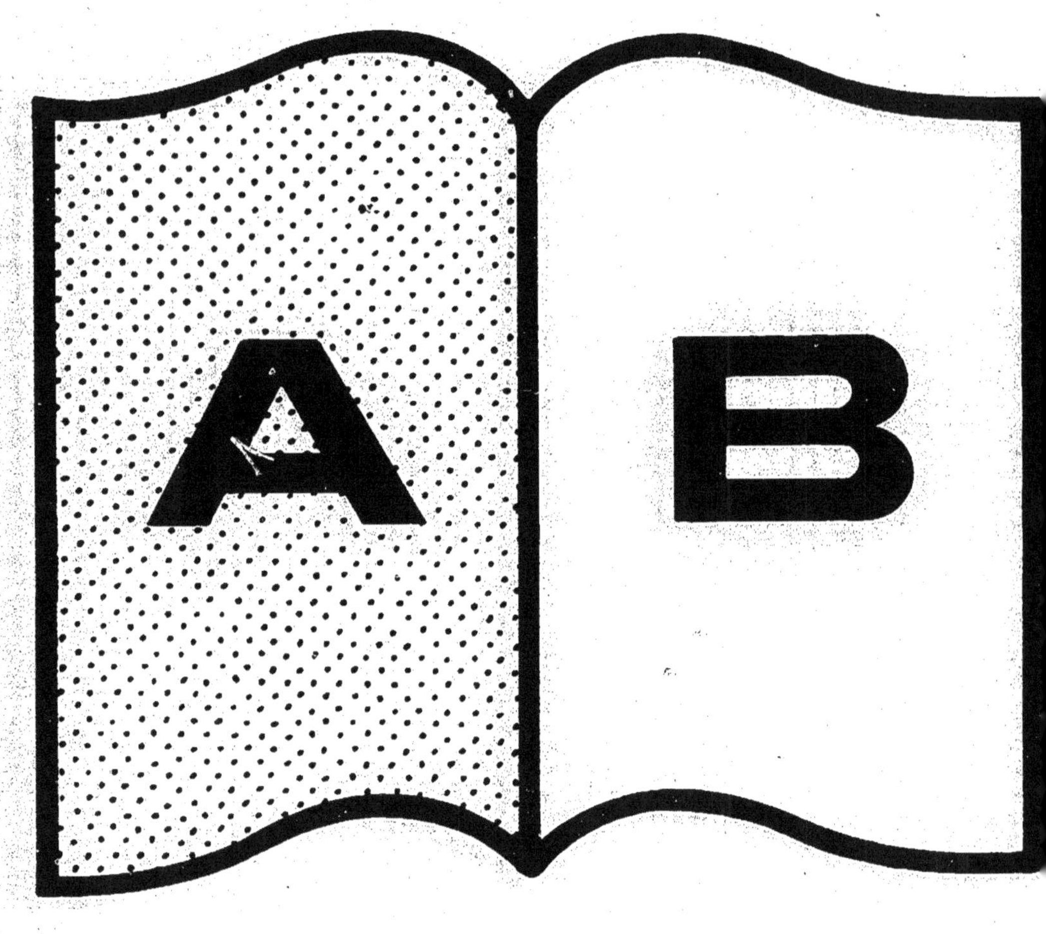

Contraste insuffisant

NF Z 43-120-14

www.ingramcontent.com/pod-product-compliance
Lightning Source LLC
Chambersburg PA
CBHW070253200326
41518CB00010B/1779
9782011305671